Élie FOURQUET

CHIRURGIEN-DENTISTE DE LA FACULTÉ DE MÉDECINE DE PARIS
Chef de Clinique à l'École Odontotechnique de France

Rôle du Dentiste

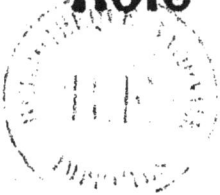

dans

L'HYGIÈNE SCOLAIRE

RAPPORT

présenté au Congrès de l'Association française
pour l'avancement des Sciences

(Section d'Odontologie et Section d'Hygiène et de Médecine
publique réunies)

SESSION DE TOULOUSE

Août 1910

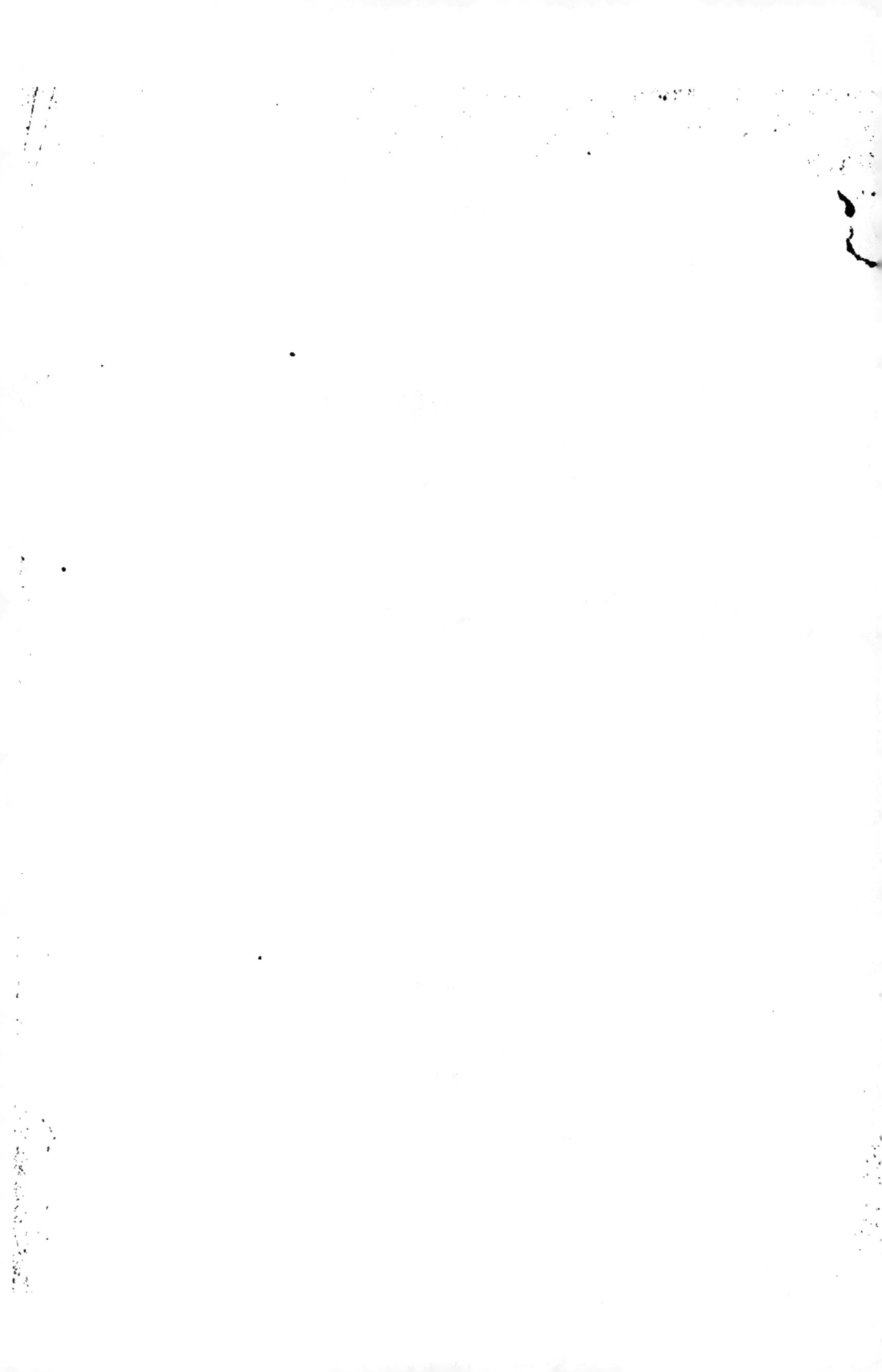

Élie FOURQUET

CHIRURGIEN-DENTISTE DE LA FACULTÉ DE MÉDECINE DE PARIS
Chef de Clinique à l'École Odontotechnique de France

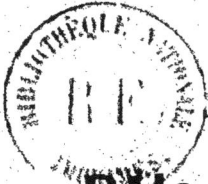

Rôle du Dentiste

dans

L'HYGIÈNE SCOLAIRE

RAPPORT

présenté au Congrès de l'Association française
pour l'avancement des Sciences

(Section d'Odontologie et Section d'Hygiène et de Médecine
publique réunies)

SESSION DE TOULOUSE

—

Août 1910

Rôle du Dentiste
DANS L'HYGIÈNE SCOLAIRE

« Deus sana in corpore sano. »

Messieurs et chers confrères,

En ce moment, et à l'heure même où l'Association Française pour l'avancement des sciences tient son 39ᵉ Congrès annuel dans cette belle et si accueillante capitale du Languedoc, Paris donne l'hospitalité à un très grand nombre de philanthropes, venus de presque toutes les parties du monde à l'occasion du 3ᵉ Congrès International d'Hygiène Scolaire. Ce Congrès est placé sous la présidence d'honneur de M. le MINISTRE DE L'INSTRUCTION PUBLIQUE et la vice-présidence d'honneur de MM. LÉON BOURGEOIS, ancien président du Conseil des ministres, président de l'Alliance d'Hygiène Sociale ; LIARD, membre de l'Institut, vice-recteur de l'Académie de Paris ; E. LAVISSE, membre de l'Académie Française, directeur de l'École Normale Supérieure ; le professeur LANDOUZY, doyen de la Faculté de Médecine de Paris et le professeur CHANTEMESSE, professeur d'Hygiène à la Faculté de Médecine de Paris.

Au cours de ses travaux, le 3ᵉ Congrès International d'Hygiène Scolaire va avoir, entre autres, à donner son avis compétent sur un projet de loi concernant l'inspection médicale scolaire obligatoire, dû à la généreuse initiative de M. GASTON DOUMERGUE, ministre de l'Instruction publique.

Il est donc tout naturel que nous, spécialistes des affections des dents, fassions entendre notre voix autorisée et que nous couronnions par un suprême effort, l'énergique et incessante propagande que, depuis plus de dix ans, nous n'avons cessé de faire en vue de la réalisation de cette passionnante question de l'hygiène dentaire scolaire.

Le Comité d'organisation de la Section d'Odontologie de l'Association Française pour l'avancement des Sciences a pensé avec raison qu'il était nécessaire qu'un rapport fût présenté sur cette question, afin que, de sa discussion, puisse naître une homogénéité de vues concernant la création à la fois d'un service d'inspection et d'un service de traitement dentaires, autonomes de l'inspection médicale proprement dite.

J'ai eu l'honneur de me voir confier la rédaction de ce rapport : qu'il me soit donc permis, Messieurs, d'en remercier très vivement le Comité d'organisation. La tâche était bien lourde pour mes faibles épaules, et j'en suis encore à me demander s'il n'aurait pas été plus indiqué et surtout plus utile d'en confier la rédaction à plus autorisé que moi. Car il ne s'agissait pas, en l'espèce, d'un de ces nombreux rapports présentés, chaque année, au cours de nos congrès scientifiques professionnels, véritables étapes annuelles en vue de la réalisation *hypothétique* d'une réforme ou de la mise au point d'une question scientifique, mais d'un rapport sur une question d'actualité brûlante et prête à devenir force de loi, la réalisation, enfin, d'un de nos vœux les plus chers : la participation officielle du dentiste dans l'hygiène scolaire.

D'autre part, je savais que j'aurais le très grand honneur de présenter mon rapport au cours d'une séance commune de la Section d'Odontologie et de la Section d'Hygiène et de Médecine publiques, réunies pour la circonstance sur l'initiative de leur président respectif, MM. le professeur EMILE MAUREL, de Toulouse, et le Dr MAURICE ROY, de Paris. Mais la flatteuse insistance que vous avez mise à me confier ce rapport et la certitude de votre indulgence ont rapidement fait évanouir mes craintes, pour ne laisser en moi que la joie et la fierté que votre confiance m'avait fait éprouver.

Messieurs,

Celui qui a vu, voilà une vingtaine d'années, ce qu'étaient les Ecoles primaires, en France, et les admirer à l'heure actuelle, ne peut s'empêcher de constater que beaucoup a été fait en vue de l'instruction du peuple.

Depuis la loi de JULES FERRY sur l'instruction obligatoire, nombre d'écoles ont été construites avec, chaque année, un confort digne de la sollicitude que la nation doit à ses enfants.

D'autre part, étant donnés précisément ce grand nombre d'écoles et l'affluence toujours de plus en plus croissante des élèves, le gouvernement de la République a pensé qu'il était de son devoir de veiller à ce que l'hygiène ne le cédât en rien au progrès de l'instruction. Il ne suffit pas, en effet, de donner à l'enfant une instruction suffisante et nécessaire qui lui assurera, au cours de son existence, les moyens de mettre à profit ses capacités et son intelligence : il faut également que cette instruction, par suite de la somme de travail cérébral qu'elle demande, puisse être donnée à l'abri de toutes causes prédisposantes ou déterminantes de maladies ou d'affaiblissement physique, en un mot ne porte aucun préjudice à la santé de l'enfant.

Sauf dans les grandes villes qui possèdent des médecins-inspecteurs des écoles, l'hygiène, dans les écoles primaires, est laissée à la seule vigilance de l'instituteur.

M. GASTON DOUMERGUE, ministre de l'Instruction publique, dans sa sollicitude toujours constante pour tout ce qui touche à l'instruction et aux conditions d'hygiène qui doivent lui servir de cadre de sécurité, a établi, dans le commencement de cette année, un projet de loi, dont nous parlions plus haut, ayant pour but l'organisation de l'inspection médicale obligatoire dans toutes les écoles primaires de France. Il est à souhaiter vivement que ce projet de loi aboutisse et que le Parlement le fasse entrer dans le domaine de la réalité.

Dans l'esprit de M. le Ministre de l'Instruction publique, l'inspection médicale portera sur quatre points essentiels :

1° Sur les locaux et le mobilier scolaires ;

2° Sur le régime de ces établissements ;

3° Sur l'observation des conditions imposées au personnel des écoles en matière d'hygiène ;

4° *Sur l'état sanitaire des élèves, examinés individuellement, deux fois par an au moins.*

Il est un point, Messieurs, qui, dans ce projet de loi, nous intéresse particulièrement et pour lequel il est nécessaire et légitime que nous soyons appelés à exprimer notre avis compétent, afin que nos droits ne soient pas sacrifiés : c'est celui relatif à l'état sanitaire des élèves au point de vue dentaire.

Un médecin inspecteur va être désigné : c'est bien ! Nous dirions même : c'est parfait !

Mais peut-on vraiment prétendre que ce médecin inspecteur puisse s'occuper à la fois de l'hygiène générale et de l'hygiène spéciale pour chaque élève ?

Certes, cette inspection médicale aura des résultats heureux concernant l'hygiène en général (amélioration des locaux et mobiliers scolaires ; observation stricte des règlements concernant l'aération, l'alimentation, le chauffage et l'éclairage ; état de santé et soins de propreté de l'élève, etc.). Mais il est, par contre, un point capital qui fatalement sera délaissé, autant par incompétence pratique du médecin inspecteur que par le défaut de temps et la pénurie des moyens propres à le réaliser : celui concernant *l'inspection et le traitement dentaires.*

Et cependant, à quelque point de vue que l'on se place, il est impossible de nier l'importance physiologique d'une denture en bon état chez l'enfant. Comme le disait tout dernièrement un écrivain de grand talent, doublé d'un philanthrope averti, M. LUCIEN DESCAVES : « *C'est par la bouche que l'inspection sanitaire devrait commencer.* » (1)

Depuis longtemps, la nécessité d'un service d'inspection et de traitement dentaires dans les écoles primaires, a été mise en évidence par les travaux de nombreux confrères qui n'ont épargné ni leur temps ni leur dévouement pour la défense de cette noble cause. Parmi ces vaillants pionniers de l'hygiène dentaire à l'école, nous pouvons citer : ELOF FORBERG, LENHARDTSON, en Suède ; LIMBERG, en Russie ;

(1) LUCIEN DESCAVES : *L'Hygiène à l'École* (Le Journal, 8 avril 1910).

CUNNINGHAM, WALIS, en Angleterre; VANDER SCHUEREN, VERLUYSEN, en Belgique; BRYAN, WHEELER, W. J. FISK, en Amérique; GUILLERMIN, en Suisse; KIENTOFF, MILLER, MARCUSE, MOLLER, RHOMER, KUNERT, KIEMSIES et JESSEN, en Allemagne; CHATEAU, CARPENTIER, FOURNIER (de Joigny), GODON, JENKINS, MOUTIN, MORA, RICHAUME, RICHER (de Vernon), MAURICE ROY et SIFFRE, en France. Depuis le Congrès Dentaire International de 1900, tous les Congrès professionnels internationaux et nationaux, ainsi que nos Sociétés scientifiques professionnelles se sont occupés, avec une inlassable ardeur, de cette question chère au cœur de tout philanthrope.

Devons-nous rappeler que, l'année dernière enfin, la Section d'Odontologie de l'Association française pour l'avancement des Sciences vota, au Congrès de Lille, un vœu longuement motivé, demandant l'inspection et le traitement dentaires dans les écoles publiques?

Une telle somme de travaux et un tel dévouement devaient nécessairement porter leurs fruits; c'est ainsi qu'en Angleterre, en Belgique, en Suède, en Hollande, aux États-Unis et en Allemagne surtout, le service d'inspection et de traitement dentaires est un fait accompli ou en voie d'organisation.

En France, M. GASTON DOUMERGUE, Ministre de l'Instruction publique, institua, par une circulaire en date du 23 mars 1908, un service d'inspection et de traitement dentaires dans les établissements universitaires de l'État seulement. (Écoles Normales, Lycées, Collèges, etc.). Cette circulaire, comme toujours, eut ses commentateurs, qui, tout en discutant ses moyens d'application, furent tous unanimes à louanger le Ministre pour son acte démocratique.

Nous sommes convaincu que le Ministre continuera son œuvre philanthropique et qu'il la complètera par une disposition additionnelle dans son projet de loi, concernant l'organisation d'un service d'inspection et de traitement dentaires dans les écoles primaires. Car, plus encore que dans les établissements universitaires, où les élèves, de culture supérieure et d'un âge la plupart du temps plus avancé, sont à même de comprendre et de pratiquer une hygiène dentaire rationnelle, cette nécessité s'impose pour les écoles primaires. N'oublions pas, Messieurs, qu'il s'agit ici d'*enfants de sept à douze ans*, période pendant laquelle l'organisme doit, pour pouvoir se développer librement, être à l'abri, autant que possible, de toute cause morbide, quelle qu'elle soit. Durant cette période, en effet, l'organisme de l'enfant présente une morbidité spéciale et élective, par suite du grand travail d'accroissement que présente l'ensemble des organes : squelette, muscles, système nerveux, etc. Une hygiène, donc, à la fois générale et dentaire, est indispensable, si l'on veut permettre à l'enfant d'éviter ce terrible fléau qui le guette pour plus tard : la tuberculose.

A. — Nécessité de la création d'un service d'inspection et d'un service de traitement dentaires autonomes

La nécessité d'un service d'inspection et de traitement dentaires autonomes découle de tout ce que nous connaissons des rapports, tant physiologiques que pathologiques, de la cavité buccale, et plus particulièrement des dents, avec l'organisme en général.

La bouche, porte initiale à la fois du tube digestif et des voies indirectes de l'appareil respiratoire, est aussi en relation avec l'intimité de nos tissus, à la fois par ses connexions vasculaires et nerveuses.

I. — NÉCESSITÉ AU POINT DE VUE PHYSIOLOGIQUE

Au point de vue digestif, l'intégrité de la fonction masticatoire est aussi nécessaire à l'accomplissement de l'acte digestif qu'à la vitalité de la dent elle-même.

En ce qui concerne la dent, la mastication, par ses pressions intermittentes, favorise la circulation au niveau du ligament alvéolo-dentaire et de la pulpe dentaire : d'où nutrition et résistance physiologique normales de la dent. De plus, l'intégrité de la fonction masticatoire favorise le développement des mâchoires chez l'enfant. Nous savons, en effet, que le développement des os en général est fonction du tra-

vail et du développement musculaires. Le développement
des muscles masticateurs et, partant, des os de la mâchoire,
ne pourra donc être que favorisé par une mastication normale. La mastication a, en outre, une action importante sur
les sécrétions salivaire et gastrique. Cette action se fait par
voie réflexe et joue un rôle prépondérant dans l'insalivation
des aliments, et adjuvant dans leur digestion stomacale.

Au sujet de l'insalivation, l'éminent professeur ROGER,
de Paris, a prouvé expérimentalement que, chez l'homme
comme chez l'animal, la sécrétion salivaire ne se fait, avec
abondance, que du côté où s'effectue la mastication. Donc,
s'il y a hyposécrétion salivaire, par suite d'une mastication
défectueuse, l'insalivation des aliments s'effectuera dans de
mauvaises conditions, et certains d'entre eux, les amylacés
(féculents) ne subiront qu'une saccharification incomplète.

C'est ici où le vieux proverbe allemand trouve sa raison
d'être : « Ce qui est bien mâché est à moitié digéré. » Nous
savons, en effet, par les expériences des physiologistes, que
la mastication non seulement facilite la digestion stomacale,
mais, en quelque sorte, la prépare, en provoquant une sécrétion gastrique avant l'entrée de tout aliment dans l'estomac — secrétion prédigestive dont l'action excitatrice en-
traine les premières contractions péristaltiques de la tunique
musculaire de l'estomac. Enfin, par suite d'une bonne tri-
turation des aliments, ceux-ci offrent au suc gastrique une
plus grande surface d'imprégnation, et la peptonisation des
aliments azotés s'effectue d'une façon normale.

Par contre, si la fonction masticatoire est troublée pro-
fondément, la digestion stomacale s'effectuera dans de très
mauvaises conditions. Les aliments non triturés imposeront
à l'estomac un surcroit de fatigue musculaire inutile ; le suc
gastrique, sécrété en très petite quantité, sera impuissant à
dissocier les aliments azotés (albuminoïdes), et, comme le
passage des aliments dans l'intestin ne s'effectue que lorsque
la peptonisation (chymification) est terminée, il y aura
stase alimentaire, puis fermentation stomacale, caractéri-
sées à la fois par ces éructations et cette haleine spéciale
que présentent tous les dyspeptiques.

Ces troubles gastriques, se renouvelant après chaque repas, finissent par provoquer de l'atonie musculaire et de la flatulence stomacales, d'où dyspepsie chronique. Or, nous savons que la dyspepsie constitue le foyer générateur de plusieurs séries d'affections, tant psychiques que physiques, qui ne peuvent que porter préjudice au bon équilibre de la nutrition en général. Les troubles gastro-intestinaux influant à la fois sur le système nerveux et sur la nutrition, l'enfant montrera de l'apathie physique et intellectuelle, se développera mal et... que penser de ces futurs malingres, comme futurs soldats ou procréateurs ?

Au point de vue respiratoire, le développement et le fonctionnement normaux des voies respiratoires directes (naso-pharynx), sont nécessaires pour faciliter à la fois le libre développement des os maxillaires et l'éruption normale des dents. Et pourtant, combien sont nombreux les enfants présentant des troubles respiratoires, par suite de l'obstruction ou de l'atrophie du naso-pharynx, avec, comme conséquences, des irrégularités dento-maxillaires ?

Devons-nous rappeler ici le facies si caractéristique de l'adénoïdien ?... Reconnaissable entre tous, avec ses pommettes effacées, son nez effilé, avec écoulement de mucosités nasales par les narines, son regard hébété, sans expression, sa bouche constamment entr'ouverte et laissant saillir la portion dento-maxillaire incisive : voilà pour l'esthétique. En outre, le mauvais engrénement des dents entraîne non seulement des troubles de la mastication, mais aussi des troubles de la phonation, du fait de la langue qui vient buter sur une arcade dentaire irrégulière et mal engrenée. Prenez un de ces enfants, faites-lui ouvrir la bouche : vous constaterez une voûte palatine en ogive, des amygdales hypertrophiées, rouges, et si, avec un peu de délicatesse et de dextérité, vous passiez la pulpe de votre index en arrière du voile du palais et en haut, vous sentiriez, appendue au plafond du naso-pharynx, une grosse pelote mamelonnée, analogue à des vers de terre enroulés en paquets : ce sont les végétations adénoïdes. Que d'amygdalites à répétition.

de laryngites et, surtout, que de conséquences, quelquefois funestes pour l'enfant, un simple coup d'ongle, donné à ce moment, éviterait, en détachant ce « rideau » qui ferme si malencontreusement les voies naturelles directes de la respiration ! Mais si le rhinologiste est nécessaire, si par l'ablation faite à temps des végétations adénoïdes, il peut arrêter l'évolution de leurs effets pernicieux et permettre au thorax de se développer à peu près normalement, par contre, il ne pourra réparer — et pour cause ! — les désordres à la fois dentaires et maxillaires. Ces désordres, par le fait que l'enfant respire et dort la bouche ouverte, proviennent à la fois de l'atrophie des fosses nasales et de l'action constante des joues qui, par leur tonus musculaire, exercent une pression faible, mais constante, sur les bords alvéolaires des mâchoires. Ils se présentent sous les diverses formes classiques : atrésie des mâchoires (diminution du diamètre transversal), avec ogivité du palais et chevauchement des dents, projection du massif alvéolo-dentaire antérieur de la mâchoire supérieure (prognathisme), entraînant un vice d'articulation par malocclusion interdentaire, d'où — comme nous le disions plus haut — troubles de la phonation et mastication très défectueuse, avec toutes ses conséquences gastro-intestinales et autres.

Eh bien, qui donc, autre que le spécialiste-dentiste, est capable de reconnaître, *a priori*, les causes de ces désordres maxillaires et dentaires, d'en mesurer l'étendue, d'envisager la possibilité de leur réduction et d'y remédier à l'aide d'appareils spéciaux, que ses études spéciales et sa longue pratique ont pu lui permettre de concevoir et de fabriquer ? La quantité d'enfants opérés des végétations adénoïdes, *sur les conseils du dentiste*, qui, à l'occasion d'un traitement dentaire, s'est aperçu de ces désordres dento-maxillaires et en a diagnostiqué les causes, est une preuve que l'inspection dentaire par un spécialiste-dentiste est nécessaire, non seulement en tant que spécialiste, mais utile et prévoyante pour d'autres affections ayant, avec les désordres dentaires, des relations de cause à effet.

D'autre part, il ne faut pas oublier que les enfants fréquentant l'école primaire ont de sept à douze ans, période correspondant à celle de l'évolution de la dentition permanente.

Le remplacement de la dentition temporaire, ou dentition de lait, par la dentition permanente, ou dentition adulte, doit, nous le savons, s'effectuer suivant des lois physiologiques bien établies. Mais ces lois physiologiques peuvent elles-mêmes subir certaines perturbations pouvant résulter, soit d'un terrain amoindri dans sa résistance physiologique — si variable chez l'enfant — soit de la pathologie de la dentition de lait. Et osera-t-on nier que le dentiste soit le seul qui ait la compétence nécessaire pour guider et faciliter, par ses interventions, à la fois *préventives* et curatives, le libre jeu du renouvellement de la dentition de lait par la dentition permanente — interventions en vue desquelles le dentiste ne peut puiser son initiative que dans son bagage professionnel, à la fois théorique et surtout pratique?

Ainsi, telle dent permanente sera retardée dans son évolution normale ou évoluera en dehors ou en dedans de l'arcade dentaire, par le fait de la persistance d'une dent de lait dont les racines seront lentes à se résorber, ou, jouant le rôle de corps étranger — *parce qu'infectées* — ne se résorberont pas. Et cependant, l'extraction de la dent de lait ou de ses débris radiculaires coupables, faite judicieusement, supprimerait l'obstacle à la libre évolution de la dent de remplacement.

De même, il est quelquefois nécessaire de sacrifier une dent de lait, avant sa chute normale, afin de faciliter le placement régulier d'une dent de remplacement voisine. Mais cette extraction prématurée ne doit être faite, bien entendu, que dans certains cas spéciaux de mutation dentaire défectueuse.

Enfin, nous savons que le champ d'évolution de la dentition permanente a — sauf pour le groupe des *grosses* molaires — les mêmes limites anatomo-topographiques que celles de la dentition de lait. Aussi, avec quel souci de philanthropie nous évertuons-nous à conserver à l'enfant ses molaires de lait, tout au moins la dernière, jusqu'à l'époque de leur chute normale. Malheureusement, à la campagne, lorsque l'enfant souffre de ses dents de lait, le médecin consulté, n'ayant pas l'instrumentation nécessaire en vue d'une thérapeutique conservatrice — qu'il n'a, du reste, jamais apprise ni pratiquée — ne peut lui offrir que le seul traitement radical : l'extraction. L'enfant est soulagé ; mais, hélas ! c'est aux dépens quelquefois de l'évolution normale de la future dent permanente de remplacement.

S'agit-il d'une deuxième molaire de lait ? Les limites du champ d'évolution des dents permanentes qui doivent remplacer les dents de lait sont rompues. En effet, la première grosse molaire permanente voisine, qui évolue de six à sept ans, avance, par suite de l'espace laissé libre par l'extraction de la molaire de lait, et empiète de ce fait sur un champ d'évolution qui ne lui appartient pas : d'où irrégularités dentaires futures au moment de l'évolution normale de la dent de remplacement de la deuxième molaire de lait extraite.

Tous ces inconvénients peuvent être évités, à la fois par une inspection sérieuse et périodique, ainsi que par des soins judicieux et éclairés.

Par des inspections bisannuelles, il est facile de déceler la carie dentaire à son début.

Traitée à temps, celle-ci, par son peu de ravages, n'aura pas eu le temps de compromettre la solidité de la dent, laquelle pourra fonctionner comme une dent saine. S'il s'agit de dents de lait, l'enfant pourra les conserver jusqu'au moment de leur chute normale et ne sera pas privé d'un organe qui, pour n'être que caduc, n'en est pas moins utile et nécessaire pour la mastication.

II. — NÉCESSITÉ AU POINT DE VUE PATHOLOGIQUE

La carie dentaire constitue, on peut le dire, un des principaux fléaux de l'humanité, autant par sa symptomatologie propre que par ses complications, directes ou indirectes.

Parmi les très nombreuses causes qui peuvent faciliter ou provoquer son éclosion, trois surtout sont des plus importantes : *l'hérédité*, directe ou indirecte, le *coefficient plus ou moins faible de résistance minérale de la dent* —

coefficient en rapport avec la teneur calcaire de l'organisme, laquelle peut varier suivant les régions riches ou pauvres en eaux calcaires — et enfin le *milieu buccal*, dont l'équilibre biologique est en rapport direct avec l'équilibre général de notre économie.

La bouche sert de réceptacle à une quantité aussi grande que variée de microbes. La flore microbienne trouve là, en effet, à l'abri de la lumière, un milieu de culture éminemment favorable. Les uns sont non pathogènes (bacillus amylotacter, bacterium termo, vibrio rugula, leptothrix buccalis, etc., etc.) ; les autres sont franchement pathogènes (bacille de Koch, staphylocoques, streptocoques, bacille fusiforme, spirilles, pneumocoque, etc., etc.).

Dans une bouche normale, c'est-à-dire sans carie dentaire et soumise à une hygiène bucco-dentaire rationnelle, tous ces microbes vivent, il est vrai, à l'état de saprophytes inoffensifs. Mais, à la faveur d'un manque d'hygiène ou sous l'influence d'un affaiblissement momentané de l'état général, ils peuvent devenir pathogènes et virulents.

Cette virulence est favorisée surtout par la présence des débris alimentaires qui se déposent au niveau du collet des dents et des interstices interdentaires. Ces débris alimentaires constituent pour les microbes un foyer de pullulation — véritable foyer de propagation infectieuse pour les voies digestive et respiratoire, ainsi que pour les émonctoires salivaires et les organes circonvoisins.

Nous savons que les microbes agissent dans la bouche à la fois par les fermentations auxquelles leur présence donne lieu et par les toxines qu'ils sécrètent. Certains microbes, en présence des hydrates de carbone (sucres, féculents) qui composent en partie les débris alimentaires dont nous venons de parler, ont pour propriété de produire, en effet, des fermentations *acides*, sous forme d'*acide lactique*, acétique, butyrique et formique, qui ont une action destructive sur la partie minérale de la dent. Celle-ci, dès lors, est ouverte à la carie, car les microbes trouvent dans l'ivoire sous-adamantin un milieu de culture plus riche en matières organiques et à l'abri de toutes causes pouvant arrêter leurs ravages.

Et ceci est tellement vrai que, sur dix caries dentaires, on peut dire sans exagérer que sept au moins sont interstitielles et deux sont intercuspidiennes, — à des endroits, par conséquent, où la rétention des débris alimentaires est facilitée par ces étroits recessus que constituent les interstices interdentaires et les sillons intercuspidiens que l'on voit sur les molaires.

Étant données ces diverses causes de la carie dentaire, auxquelles il nous faudrait ajouter toutes celles sur lesquelles nous avons cru inutile d'insister, l'hygiène bucco-dentaire devient une nécessité, si l'on veut préserver l'enfance de la carie dentaire et de ses terribles conséquences.

Un brossage consciencieux des dents évitera précisément l'accumulation des débris alimentaires dont la fermentation constitue, nous ne saurions trop le répéter, une des principales causes déterminantes de la carie dentaire.

Ce brossage devra être effectué après chaque repas, *principalement le soir*, sur toutes les surfaces des dents, particulièrement au niveau des interstices interdentaires et sur la face triturante des molaires. Une brosse à dents, aux soies un peu résistantes, et du savon ordinaire : voilà les meilleures armes que nous puissions offrir à l'enfant pour le défendre contre la carie dentaire.

La carie dentaire est de beaucoup plus fréquente chez l'enfant que chez l'adulte. Cette fréquence, jointe à la rapidité de son évolution, nous commande donc de veiller avec beaucoup d'insistance à l'application rationnelle d'une hygiène bucco-dentaire préservatrice.

Si l'on veut avoir une idée des ravages de la carie dentaire sur l'enfance, il suffit d'examiner individuellement tous les enfants d'une école primaire quelconque. Notre examen nous confirmera ce que les statistiques nous indiquent : que sur 100 enfants, 95 o/o au moins possèdent des caries dentaires isolées ou multiples, et à peine 5 o/o possèdent une dentition temporaire ou permanente exempte de carie. Demandez à tous ceux de nos confrères qui, à titre privé ou officiel, ont eu ou ont actuellement un service dentaire infantile, demandez à des praticiens tels que GODON, STE-

VENIN, VERTADIER, CUNNINGHAM, professeur JESSEN, RICHAUME, SIFFRE, ROY, GUILLERMIN, LIMBERG, BONNARD et combien d'autres ! Tous vous affirmeront, instruits à la fois par ce qu'ils ont vu et ce qu'ils ont fait, que l'inspection et le traitement dentaires sont au moins autant nécessaires, sinon plus, à la santé de l'enfant, que l'inspection médicale proprement dite.

Est-il nécessaire de vous retracer ici le tableau symptomatique de la carie dentaire et ses complications directes !

Qui saura jamais la somme de douleurs, tantôt lancinantes et paroxystiques de la pulpite, tantôt gravatives et continues de l'arthrite alvéolo-dentaire, tantôt, enfin, pulsatiles et intolérables de l'abcès en formation et de l'adénophlegmon, que l'enfant — à la campagne principalement — souffre, faute de soins éclairés ?

L'enfant évite de mastiquer du côté de la dent malade, de peur de réveiller ses douleurs dentaires par le fait de la mastication. Celle-ci, s'effectuant unilatéralement, créera du côté opposé à celui de la dent malade un milieu favorable à l'accumulation des aliments : d'où formation plus rapide de nouvelles caries dentaires.

De plus, l'enfant est démoralisé et *manque la classe* tant que dure la crise aiguë. Résultat : perte de temps précieux pour l'instruction de l'enfant, au grand dommage du programme scolaire, et surcroît de soucis pour les parents qui, à la campagne, sont obligés, suivant les saisons, d'aller aux champs toute la journée, et qui préféreraient, certes, que leur enfant se trouvât à la classe plutôt que de le voir souffrir auprès d'eux.

En outre de sa symptomatologie propre, qui constitue un véritable martyrologe de l'enfance, la carie dentaire peut, suivant le milieu buccal et le terrain sur lequel elle évolue, donner lieu à des complications malheureusement fréquentes et, quelquefois, hélas ! mortelles.

N'oublions pas, en effet, que *la carie dentaire est une porte d'entrée ouverte sur l'organisme, obligeant celui-ci à se défendre contre l'infection et quelquefois à succomber.*

Deux voies, surtout, s'offrent à l'infection : la voie lymphatique et la voie sanguine. Nous ne parlerons pas, bien entendu, de la voie nerveuse, qui constitue le fil conducteur de toutes ces douleurs citées plus haut et qui trouvent, dans la riche ramification du nerf trijumeau, un réseau d'irradiation dont vous connaissez trop bien les localisations et les phénomènes cliniques.

La voie lymphatique conduira l'infection dans le tissu cellulaire environnant, pour provoquer, au niveau de la joue, ces fluxions énormes qui rendent pénible tout mouvement de la mâchoire et peuvent se terminer par la suppuration « in situ. »

Toujours par la même voie, l'infection peut se propager aux ganglions lymphatiques cervico-faciaux et donner lieu à ces vastes adéno-phlegmons dont le bistouri viendra, de sa balafre indélébile, perpétuer le fâcheux souvenir. Tant que l'adéno-phlegmon reste circonscrit, c'est-à-dire au ganglion lymphatique et au tissu cellulaire qui l'environne, la vie de l'enfant n'est pas en danger : tout se borne à de violentes douleurs et en un affaiblissement moral et physique au moment de l'affection, ainsi qu'à la persistance d'une cicatrice après la guérison.

Mais il en va tout autrement lorsque, par exemple, l'infection virulente diffuse au delà des ganglions lymphatiques et sidère l'organisme par ses décharges toxiniennes. Alors l'affection devient très grave, le pronostic sombre, et le traitement, si énergique qu'il puisse être, est impuissant quelquefois à sauver la vie de l'enfant : celui-ci meurt alors de septicémie lymphatique aiguë. Ces cas sont heureusement peu fréquents, mais il suffit que l'on en ait signalé quelques-uns, pour que nous nous armions préventivement afin d'en empêcher le retour.

D'autre part, nous savons que la carie dentaire multiple, par les désordres sérieux qu'elle entraîne au point de vue de la nutrition en général, constitue un facteur indirect de la tuberculose en créant, chez l'enfant, un terrain amoindri, peu résistant aux agents infectieux qui nous entourent, et offrant plus tard, généralement au moment du passage de

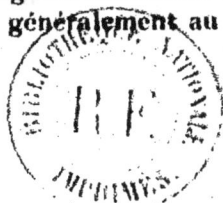

2

l'adolescence à la vie adulte, un milieu fertile pour le *bacille de Koch*.

Mais la carie dentaire peut également provoquer l'éclosion de la tuberculose d'une façon plus directe et plus immédiate. En effet, il est un point de pathologie externe qui peu à peu s'impose à notre perspicacité clinique, et dont la connaissance pathogénique constitue une preuve de plus de la nécessité d'une thérapeutique dentaire, préventive et curative, chez l'enfant : nous voulons parler des adénites cervicales chroniques, autrement dit abcès froids. On peut affirmer, et cela sans crainte de contestation, que *la majorité des abcès froids du cou reconnaissent comme porte d'entrée une dent cariée.*

Par les vaisseaux lymphatiques, le bacille de Koch se localise aux ganglions les plus proches et s'y développe *lentement*, pour constituer, au bout d'un certain temps, ce que l'on est convenu d'appeler un abcès froid. Celui-ci finit par suppurer à l'extérieur et laisse une cicatrice (écrouelle) indélébile.

Cette adénopathie tuberculeuse peut, si un régime et un traitement appropriés n'y viennent mettre un terme, provoquer une tuberculose générale par propagation aux ganglions de la chaîne cervicale, puis aux ganglions trachéobronchiques, et enfin, par la plèvre, au poumon.

La carie dentaire peut également servir de porte d'entrée à un champignon spécial appelé *actynomicès*, qui engendre, comme vous le savez, l'*actynomicose*. Cette terrible affection se développe rarement au niveau des mâchoires lorsque les dents sont saines, mais presque toujours prend, comme porte d'entrée, une dent cariée. Là, la spore se développe avec rapidité et suit la voie qui lui est ainsi offerte. Or, c'est surtout à la campagne que les enfants, soit par leur contact avec les bovidés, soit *en mâchant des tiges de graminées*, peuvent, s'ils ont des dents cariées, être atteints de cette affection.

Enfin, nous terminerons cette rapide énumération des répercussions pathologiques pouvant résulter, directement ou indirectement, de la carie dentaire, en mentionnant la *sinusite* et l'*ostéomyélite*. Cette dernière surtout est à redouter chez l'enfant, car les maxillaires, à cette période de la vie, sont en voie d'accroissement et deviennent, de ce fait, une proie plus facile pour l'infection.

Par les connexions vasculaires des dents avec l'organisme, l'infection peut diffuser à distance par le torrent circulatoire et provoquer la mort par septicémie phlébitique. Les cas ne sont malheureusement pas rares où une simple carie dentaire ait donné lieu à cette complication foudroyante et mortelle : la phlébite du sinus caverneux.

Messieurs,

Avant de terminer cette première partie de notre rapport, nous tenons à nous défendre d'avoir voulu faire une description didactique et complète de toutes les conséquences, à la fois physiologiques et pathologiques, d'une denture en mauvais état. Ce que nous nous sommes, au contraire, efforcé de rechercher, c'est de répondre par avance à votre désir : d'indiquer aussi clairement et aussi succinctement que possible, les raisons impératives, tirées à la fois de nos connaissances techniques et de notre expérience clinique, qui doivent attirer et retenir la sollicitude du Parlement et du Gouvernement de la République sur la nécessité, tant de fois prouvée, d'une inspection et du traitement dentaires dans les écoles primaires, et de faire appel pour cela à celui qui, seul, est idoine en l'espèce : le spécialiste, autrement dit le dentiste.

Le Gouvernement a déjà beaucoup fait pour l'hygiène dentaire. Nous n'en voulons pour preuves que les résultats très encourageants obtenus depuis l'application des circulaires d'octobre 1907 (service dentaire dans l'armée), et du 23 mars 1908 (hygiène dentaire dans les établissements universitaires de l'État). La République doit parfaire son œuvre de protection sociale en instituant l'inspection et le traitement dentaires dans les écoles primaires, — et cela, concurremment et en dehors de l'inspection médicale proprement dite.

Il sera ainsi plus facile, en maintenant intacte l'intégrité physiologique du système dentaire, dès l'école maternelle jusqu'à leur sortie du régiment, de préparer à la société des citoyens vigoureux, aptes, à leur tour, à donner à la patrie des enfants bien conçus et, autant que possible, indemnes de toute tare physiologique.

On répète volontiers que la France se dépeuple : raison de plus pour tenter l'impossible, afin de permettre à ses enfants de devenir plus tard, en facilitant leur développement par les soins préventifs et curatifs apportés à leur système dentaire, des soldats bien portants et pleins de vigueur, capables, au jour du danger, de verser et de consacrer pour elle ce sang généreux et cette force pour le développement de laquelle elle aura tant fait et, surtout, tant dépensé.

II. — Organisation d'un service d'inspection et d'un service de traitement dentaires

Avant d'entrer dans les détails d'organisation des futurs services d'inspection et de traitement dentaires dans les écoles publiques, voyons comment notre profession a accueilli la circulaire du 23 mars 1908, de M. le Ministre de l'Instruction publique.

Cette circulaire étant le résultat officiel des laborieux et persévérants efforts de tous ceux de nos confrères, tant français qu'étrangers, qui furent les pionniers de la pénétration de l'hygiène dentaire à l'école, son principe a été naturellement accueilli avec enthousiasme par tous les dentistes. Mais si le principe en a été reconnu parfait, par contre, la rédaction et son application ont soulevé quelques critiques.

Dans le document-annexe de ladite circulaire, relatif à l'organisation du service d'inspection et de traitement dentaires, il est dit : « ...Il est entendu que les services d'inspection et de traitement dentaires resteront distincts, et qu'en aucun cas ils ne seront réunis dans les mêmes mains, le premier étant appelé à contrôler le second. » (1)

Cette phrase a soulevé, à elle seule, plusieurs critiques que nous pouvons résumer au nombre de trois:

(1) Voir *l'Odontologie* du 15 avril 1908, p. 311.

1° Impossibilité pour le dentiste-inspecteur de pouvoir soigner, par le fait même de sa fonction, les élèves qu'il aura inspectés : d'où obligation de perdre ainsi une partie intéressante de sa clientèle au profit du dentiste-traitant.

2° La crainte de l'amoindrissement, auprès du public, du prestige du dentiste-traitant au profit du dentiste-inspecteur : l'élève et ses parents, influencés par le titre, continuant à aller chez le dentiste-inspecteur.

3° Le principe même du contrôle du dentiste-traitant par le dentiste-inspecteur.

Toutes ces critiques ont été soulevées et discutées à la fois dans les journaux et les congrès professionnels. Elles ont fait l'objet, entre autres, d'un rapport intéressant, suivi d'un vœu du Congrès dentaire national d'Angers (1908). (1)

Toutes ces critiques, cependant, n'auront pas été inutiles. M. le Ministre de l'Instruction publique, lors de l'élaboration du paragraphe de la future loi d'hygiène scolaire étendant à l'école primaire le bénéfice de la circulaire du 23 mars 1908, pourra s'inspirer de ces critiques, en faisant en sorte de maintenir intact le principe même du contrôle et de ménager les susceptibilités des praticiens, tout en provoquant leur généreuse émulation philanthropique. Ce problème est-il difficile à résoudre ? Non. Nous le verrons, du reste, dans un instant, lorsque nous traiterons de l'organisation de chacun des services d'inspection et de traitement dentaires.

N'oublions pas, en passant, que si l'État a le devoir de faire soigner les enfants du peuple, il a, en revanche, le droit de contrôle sur la façon dont ces soins sont ordonnés et surtout exécutés. Le principe donc de l'autonomie respective de l'inspection et du traitement dentaires est normal et ne peut en rien froisser notre susceptibilité. Le dentiste-inspecteur ne devra pas, suivant la très juste appréciation du docteur MAURICE ROY (2), contrôler la *valeur* du travail

(1) Rapport de M. Fournier, de Joigny. (Congrès dentaire national d'Angers, 1908. Compte rendu, p. 59. — Voir aussi : Rapport de M. Moutin (Assemblée générale du Syndicat des Chirurgiens-Dentistes, du 15 novembre 1908. Compte rendu, p. 54.

(2) Dr. Maurice Roy. *Étude sur l'inspection dentaire dans les Écoles normales.* Odontologie du 15 janvier 1909.

exécuté par le dentiste-traitant, mais la *réalité* et la *nature* des soins donnés et ayant été indiqués par le dentiste-inspecteur au cours de son inspection.

Nous allons, à présent, essayer de traiter séparément l'organisation des services d'inspection et de traitement dentaires, ce qui nous permettra, comme nous l'avons dit plus haut, de répondre aux diverses critiques déjà signalées; après quoi, nous étudierons les questions de la rémunération et du choix du spécialiste, et nous terminerons par l'émission de quelques idées concernant les notions d'hygiène à apprendre aux enfants des écoles primaires.

I. — Service d'inspection dentaire

1° MODE DE NOMINATION DU DENTISTE-INSPECTEUR.

Le principe de l'inspection dentaire dans toutes les écoles publiques de France étant admis, voyons dans quelles conditions ce service pourrait être conçu et appliqué.

Tout d'abord, nous déclarons qu'il serait matériellement impossible d'organiser ce service suivant l'esprit de la circulaire du 23 mars 1908, et cela, à cause du nombre et de la dissémination des écoles à inspecter. Comment et dans quelles conditions pourra être nommé le dentiste-inspecteur? Trois solutions s'offrent à nous :

1° L'administration choisit elle-même, sans concours, le dentiste-inspecteur.

2° Le dentiste-inspecteur est choisi pour une durée *limitée* par ses confrères régionaux, qui se réuniraient à cet effet en assemblée délibérante, au siège du chef-lieu départemental. (Proposition FOURNIER, de Joigny).

3° *Le dentiste inspecteur est nommé au concours, raison de un par arrondissement. La fonction est inamovible. Le concours pour dentiste-inspecteur aura lieu dans chaque chef-lieu départemental, à l'hôpital civil, et suivant un programme à déterminer. Pourront prendre part au concours tous les praticiens ayant le droit d'exercice légal de l'art dentaire, habitant ou non la région ou le département.* (Proposition personnelle).

Examinons donc chacune de ces solutions.

Tout d'abord, à notre modeste avis, le dentiste-inspecteur ne doit ni ne peut être choisi par l'administration. Étant donnée l'incompétence de l'administration sur la valeur professionnelle de tel ou tel candidat, ce choix pourrait être taxé de favoritisme et créer des jalousies entre confrères de la même ville ou du même département.

La deuxième solution paraîtrait se présenter sous de meilleurs auspices et mériter d'être prise en considération. Disons, toutefois, que l'auteur de cette proposition ne l'avait faite qu'en vue d'une modification de la circulaire du 23 mars 1908 et non en ce qui concerne l'organisation du service d'inspection dentaire dans les écoles primaires. D'après cette proposition, les dentistes de la région, réunis en assemblée délibérante, choisiraient au sein d'entre eux « celui qui, par ses aptitudes professionnelles et ses qualités morales, apporterait le plus de garanties pour les soins qu'il est tenu d'indiquer et pour l'impartialité et la bienveillance que réclament de lui ses collègues inspectés ». Le dentiste-inspecteur ainsi choisi serait nommé pour trois ans et serait rééligible.

Cette proposition, quoique d'une conception parfaite au point de vue déontologique, doit être cependant écartée.

Si, en principe, ce mode d'élection paraît parfait comme étant l'expression raisonnée des suffrages compétents des confrères de l'élu, en pratique, il est difficilement applicable. Nous connaissons, il est vrai, certains départements où règne, parmi nos confrères, un admirable esprit déontologique, mais pourrait-on affirmer qu'il en est de même pour tous les départements ? Malgré toute la justice et l'impartialité que nos confrères pourraient apporter dans l'accomplissement de leur vote, il est certains départements où il serait assez difficile, sinon impossible, de demander aux praticiens de faire abnégation de leurs petites rivalités et de procéder entre eux à un vote complètement équitable.

Enfin, l'Administration ne verrait pas ce mode d'élection d'un œil très satisfait, car, qu'on le veuille ou non, le dentiste-inspecteur élu de cette façon serait considéré — à

tort, nous nous hâtons de l'affirmer — par l'Administration
comme n'ayant pas une indépendance *absolue* vis-à-vis de
ses confrères qui auraient été ses électeurs et dont quelques-uns pourraient être les dentistes-traitants de sa propre circonscription dentaire.

Reste la troisième solution : la nomination du dentiste-
inspecteur au concours et inamovible. Nous n'hésitons pas
à déclarer que c'est cette dernière qui a nos préférences,
car elle satisferait le principe de contrôle de l'Administration, en même temps qu'elle ménagerait les susceptibilités
professionnelles du dentiste-traitant.

Quelles doivent être, pour le dentiste-inspecteur, les limites de sa région scolaire à inspecter?

Disons tout de suite que si un seul dentiste-inspecteur est
suffisant, suivant la circulaire du 23 mars 1908, pour l'inspection des lycées, collèges, écoles normales, etc., d'un
même département, il n'en sera plus de même lorsqu'il s'a-
gira de l'inspection dentaire dans toutes les écoles primaires,
qui sont quelquefois assez nombreuses dans une grande
ville et dont chaque commune possède au moins une.

Etant donné, en effet, le très grand nombre et surtout la
dissémination des écoles dans un même département, il serait
matériellement impossible de confier le service d'inspection
à un seul dentiste, car certains départements, de par leur
configuration géographique et topographique, présentent
une étendue très grande et surtout très fatigante à par-
courir. *Pour toutes ces raisons, nous proposons que l'on
nomme un dentiste-inspecteur par arrondissement* (1).

D'autre part, les nominations ayant lieu au concours, il
serait ainsi permis, comme le désirait le docteur MAURICE
ROY, aux praticiens qui exercent en dehors de la région ou

(1) Exception cependant pourrait être faite en ce qui concerne Paris et quelques grandes villes ayant, par exemple, plus de 150 000 habitants. Pour Paris,
étant données les facilités pour l'inspection, on pourrait nommer un dentiste-
inspecteur par groupe de cinq arrondissements, ce qui porterait à quatre le nombre des dentistes-inspecteurs pour Paris.

En ce qui concerne les grandes villes, on pourrait nommer un dentiste-inspecteur pour les écoles situées dans la ville même, et un dentiste-inspecteur
pour les écoles extra-muros, c'est-à-dire celles qui sont disséminées dans tout
l'arrondissement.

du département à inspecter, de se porter candidats au concours de dentistes-inspecteurs de tel ou tel département. Cela permettrait également de compenser la pénurie de praticiens qui, dans certains départements, rendrait impossible le choix à la fois de dentistes-inspecteurs et de dentistes-traitants. Enfin, le dentiste-inspecteur habitant une région ou un département en dehors de son rayon d'inspection, ne porterait ainsi aucun préjudice au dentiste-traitant, quant à sa clientèle.

Il nous faut à présent traiter du *lieu*, du *mode* et des *matières du concours* au poste de dentiste-inspecteur.

En outre de sa proposition du dentiste-inspecteur élu par ses confrères, notre confrère FOURNIER (de Joigny) proposait, comme pis aller et à son corps défendant, il faut bien l'avouer, que les dentistes-inspecteurs fussent nommés au concours, lequel aurait lieu au siège de la Faculté d'où ressortirait le département à inspecter. Nous trouvons à la désignation de ce siège quelques inconvénients.

Chaque Faculté de Médecine, quelle que soit son importance, comprend dans son ressort plusieurs départements et a, par conséquent, un rayonnement quelquefois très grand : d'où trop grand déplacement pour les candidats.

D'un autre côté, supposons que le ressort d'une Faculté de Médecine comprenne, par exemple, quatre départements, et que chacun de ces départements comprenne, à son tour, trois arrondissements : cela ferait donc douze postes de dentiste-inspecteur à pourvoir.

Comment répartir les douze candidats reçus ? Y aurait-il des départements et des arrondissements de choix ? Laisserait-on ce choix à la disposition des candidats ? Les tirerait-on au sort ? Et qui départagerait les mécontents ? Non, pour toutes ces raisons, la Faculté de Médecine, comme siège de concours, doit être, croyons-nous, à rejeter.

Nous proposons comme centre de concours le chef-lieu du département même. Les épreuves du concours se passeraient à l'hôpital civil du chef-lieu de chaque département. La répartition des arrondissements serait facile, étant donné lsur petit nombre, surtout si on laissait le candidat ayant obtenu le plus grand nombre de points au concours choisir l'arrondissement qu'il préfère.

Chaque jury du concours comprendrait cinq membres, dont trois spécialistes, ayant droit légal d'exercice de l'art dentaire et désignés au cours d'une assemblée délibérante des dentistes du département, plus le médecin et le chirurgien chefs de service audit hôpital.

Cette constitution du jury, que nous ne proposons qu'à titre d'indication, permettrait de donner au titre de dentiste inspecteur une consécration officielle, scientifique et surtout impartiale.

Matières du concours. — Ce concours devrait comporter quatre épreuves, dont une écrite et éliminatoire. Ces épreuves seraient consacrées *exclusivement* à l'anatomie, pathologie et thérapeutique dentaires *infantiles*.

Voici, à notre avis, en quoi devraient consister les épreuves du concours :

1° Epreuve *écrite* sur un sujet de pathologie bucco-dentaire infantile (épreuve éliminatoire).

2° Questions orales sur l'anatomie de la bouche et des dents.

3° Questions orales sur la thérapeutique dentaire infantile.

4° Examen de la bouche d'un enfant.

Le candidat aurait, pour ce dernier examen, 1/4 d'heure pour préparer ses notes ; après quoi, il serait tenu d'indiquer le résultat de son examen, en signalant à la fois les anomalies et irrégularités dentaires, degré des caries, lésions buccales existantes et enfin la thérapeutique indiquée.

Reçu au concours, le spécialiste aurait le titre de « dentiste-inspecteur des écoles publiques du département de... » quoique n'inspectant qu'un arrondissement, et aurait droit, dans l'exercice de sa spécialité, à la même considération que le médecin-inspecteur des écoles. Enfin, ces fonctions seraient inamovibles et ne pourraient se perdre qu'en cas de décès, démission ou révocation du titulaire.

2° RÔLE DU DENTISTE-INSPECTEUR.

Le rôle du dentiste-inspecteur devra consister : 1° à indiquer et à contrôler, suivant l'avis du Dr. MAURICE ROY, la *nature* et la *réalité*, mais non la *valeur* même des soins à donner ou ayant été donnés par le dentiste-traitant. L'indication et le contrôle des soins se fera au moyen d'une fiche dentaire scolaire individuelle; 2° à faire, au moins une fois par année, sinon à la fin de chacune de ses tournées d'inspection, une conférence sur les notions d'hygiène dentaire aux instituteurs de son arrondissement d'inspection, réunis, à cet effet, au chef-lieu d'arrondissement.

Fiche dentaire scolaire individuelle. — En Suisse, et spécialement à Genève, il a été créé pour chaque élève un *Carnet sanitaire des écoliers.* Nous ne pouvons mieux faire que d'emprunter le texte même, donné par notre confrère GUILLERMIN, de Genève, de la description de ce carnet sanitaire (1) :

« Ce carnet sanitaire est muni d'une couverture avec les nom, prénoms, âge, nationalité, domicile de l'enfant ; quatre feuilles distinctes sont insérées dans cette couverture :

« 1° Une feuille pour l'examen général : âge, poids, taille, constitution générale, état du squelette, tête, colonne vertébrale, attitude, thorax, etc. ;

« 2° Une feuille pour l'examen des yeux : acuité visuelle, accommodation, lésions diverses, perception des couleurs, etc. ;

« 3° Une feuille pour l'examen des oreilles, nez et gorge : respiration, phonation, malformation, acuité auditive, etc. ;

« 4° Une feuille pour l'examen des dents : coloration, disposition, gencives, malformation, soins donnés, etc.

« Chacune de ces feuilles contient un questionnaire qui doit être rempli par le médecin-inspecteur que cela concerne ; la durée des études dans nos écoles primaires suisses étant de six années, il est réservé une colonne pour la visite de chaque année ; on pourra suivre ainsi, pas à pas, sur le carnet sanitaire de chaque élève son état de santé. Nous ajoutons, qu'afin de sauvegarder le secret professionnel, les carnets sanitaires restent dans les cartons du

---

(1) Guillermin, *Du fonctionnement des visites dentaires scolaires à Genève,* travail présenté au Congrès Dentaire International de Berlin, en août 1909.

Service de Salubrité; ils peuvent être consultés par les médecins-inspecteurs, auxquels il est réservé bon accueil par le directeur du bureau et par le médecin-inspecteur chef. »

Comme on peut en juger par le texte ci-dessus, le principe qui a présidé à la confection du carnet sanitaire est excellent, car il permet d'avoir réunis, en un carnet commode et simple, tous les renseignements somatiques ou pathologiques de l'enfant, tout en sauvegardant le secret professionnel.

Nous trouvons cependant un défaut à la feuille 4 (feuille pour l'examen des dents) : c'est de ne point comporter une fiche volante pour pouvoir être remise aux parents, de façon que l'enfant puisse apporter lui-même au dentiste-traitant, chaque fois qu'il viendra se faire soigner, sa fiche dentaire, afin que le praticien y inscrive ses observations et les opérations faites par lui. De plus, avec le système suisse, la feuille 4 (fiche dentaire), ne pourrait être confiée aux parents, car elle comporte des renseignements qui tendraient précisément à violer le secret professionnel.

Voici, à notre avis, la méthode que l'on pourrait adopter :

Chaque dentiste-inspecteur aurait un carnet à souche, comprenant : 1° une feuille volante ; 2° un talon. Feuille volante et talon comporteraient le schéma des deux dentitions et les mêmes indications pour l'inspection et le traitement. Au sujet des signes et observations pour les dents à traiter, à extraire, à nettoyer ou à redresser, on pourrait adopter ceux que comportent les fiches dentaires imposées par la circulaire du 23 mars 1908.

Sur la fiche dentaire volante, le dentiste-inspecteur devra indiquer : 1° les dents à extraire ; 2° les dents à traiter ; 3° les dents à redresser ; 4° le nettoyage de la bouche (tartre); 5° les soins des gencives à donner en cas de gingivo-stomatites.

En aucun cas, le dentiste-inspecteur ne devra imposer au dentiste-traitant telle méthode de traitement pour les soins d'une carie ou pour les redressements : ceci devant être laissé au seul jugement du dentiste-traitant. (1)

---

(1) Nous nous proposons, du reste, de revenir sur ce point, lorsque nous envisagerons le rôle du dentiste-traitant.

Après avoir transcrit sur le talon toutes les indications et les constatations inscrites sur la feuille volante, le dentiste-inspecteur remettra celle-ci à l'enfant, qui devra à son tour la remettre à ses parents, lesquels en auront la garde et devront la donner à leur enfant, chaque fois que celui-ci se rendra à la clinique dentaire scolaire pour se faire soigner.

Quant au talon — et c'est ici, croyons-nous, le côté pratique de notre proposition — il comportera, en outre des mêmes indications inscrites sur la feuille volante, une colonne « Observations » dans laquelle le dentiste-inspecteur pourra consigner tout ce qui pourrait rentrer dans le secret professionnel. Dans cette colonne « Observations », le dentiste-inspecteur pourra faire mention des hypoplasies dentaires, des anomalies dento-maxillaires, des antécédents héréditaires ou personnels en rapport avec ces hypoplasies, enfin, les végétations adénoïdes existantes, ou ayant existé, et leur date d'extirpation.

Le talon de chaque fiche dentaire scolaire restera entre les mains du dentiste-inspecteur, qui en est responsable, et ne devra, en aucune façon, être communiqué, soit au directeur de l'école, soit à l'instituteur, soit aux parents de l'enfant. En cas de décès, de démission ou de révocation du dentiste-inspecteur, l'ensemble de ces talons devra être remis entre les mains de son successeur, qui en deviendrait à son tour responsable.

De cette façon, il sera difficile, croyons-nous, de reprocher à la fiche dentaire de violer le secret professionnel. La fiche dentaire volante (feuille volante), qui est entre les mains des parents de l'enfant, ne comportant aucune indication de nature à divulguer les antécédents, héréditaires ou personnels, ainsi que les malformations dento-maxillaires de l'enfant, toutes ces indications se trouveront, avons-nous dit, sur la fiche dentaire confidentielle (talon), dont le dentiste-inspecteur reste possesseur et qui, seul, avec le médecin-inspecteur de l'école, doit les connaître.

Enfin, pour que l'examen bucco-dentaire fait par le dentiste-inspecteur ne soit pas ignoré du médecin-inspecteur de l'école, celui-ci transcrira sur le *carnet sanitaire de l'enfant*

— en admettant, bien entendu, que ce carnet sanitaire reste entre les mains du médecin-inspecteur — tout ce que le dentiste-inspecteur aura signalé sur le talon de la fiche dentaire à la colonne « Observations. »

Conférences d'hygiène dentaire. — A la fin de chacune de ses inspections, ou tout au moins une fois par an, le dentiste-inspecteur réunirait au chef-lieu d'arrondissement les instituteurs des écoles situées dans son rayon d'inspection et leur ferait une conférence sur l'hygiène dentaire préventive.

Époque des inspections. Matériel nécessaire à l'inspection dentaire. — L'inspection dentaire doit être bisannuelle et s'exercer de telle façon qu'elle ne gêne en rien la marche des études, ainsi que les heures de classe. Les mois de *novembre* et *avril* nous paraissent particulièrement indiqués. Le mois de novembre coïncide avec la rentrée des classes, à cause des nouveaux élèves, qui quelquefois n'entrent que dans le courant d'octobre (1); quant au mois d'avril, c'est l'époque où l'élève n'est pas encore pris par ses compositions de fin d'année et est suffisamment éloigné de l'époque des grandes vacances pour permettre au dentiste-traitant de donner à temps tous les soins indiqués par le dentiste-inspecteur.

Du reste, il serait impossible au dentiste-traitant de donner des soins au moment des grandes vacances, car, outre le peu de disposition de l'enfant à se faire soigner dans ces deux mois de liberté, cette époque coïncide, à la campagne, avec celle des grands travaux des champs (moissons, ventage du blé, vendanges, labours et semences). Les parents, retenus aux champs, ne pourraient pas conduire leurs enfants à la clinique dentaire scolaire. Trois mois au moins étant nécessaires au dentiste-traitant pour soigner les enfants à la clinique-dentaire scolaire (mai-juin-juillet), le mois d'avril, pour la deuxième inspection dentaire, nous paraît tout indiqué.

(1) Il ne faut pas oublier, en effet, qu'il s'agit ici d[es] . . . . rimaires et non des écoles d'enseignement supérieur, où la date de la r . . . . . . nieux observée par les élèves, contrairement à l'école primaire.

L'achat du matériel pour l'inspection dentaire ne doit pas même être envisagé, chaque dentiste-inspecteur ayant avec lui les instruments nécessaires à son inspection (miroir à bouche, sondes, lampe à alcool, précelles, coton, etc.). L'inspection se fera dans une salle à part, dans l'école même, où les élèves seront conduits, classe par classe, par leur instituteur respectif.

En résumé, il est facile de constater, par l'exposé de nos propositions, que l'inspection dentaire dans les écoles primaires, en France, est facile à instituer et que son organisation, tout en sauvegardant le principe du secret professionnel, pourra rendre des services incalculables à la Nation, en protégeant la santé des enfants du peuple.

3° TRAITEMENT DU DENTISTE-INSPECTEUR.

Le *dentiste-inspecteur* étant nommé au concours et inamovible, doit recevoir un traitement basé à la fois sur le temps passé à son service d'inspection et ses frais de déplacement.

Au point de vue du temps passé, celui-ci variera nécessairement avec les difficultés des moyens de communication, la configuration géographique et l'étendue de l'arrondissement à inspecter.

En d'autres termes, le traitement du dentiste-inspecteur variera pour chaque arrondissement et devra être fixé, avec un minimum comme base, par une commission spéciale, nommée dans chaque département et présidée par le Préfet.

Afin de rendre le dentiste-inspecteur indépendant vis-à-vis des communes et de ménager le budget de ces dernières, les frais de traitement du dentiste-inspecteur incomberaient pour une part à l'État et, pour l'autre, au département.

II. — Service de traitement dentaire

Avec le mode de nomination et le rôle strict du dentiste-inspecteur que nous avons exposés plus haut, toutes les critiques et objections concernant l'application de la circulaire du 23 mars 1908, tombent d'elles-mêmes.

Comme nous le disions, si le dentiste-inspecteur est nommé au concours, il y a de grandes chances que ce sera un praticien exerçant dans une région quelquefois très éloignée de son rayon d'inspection dentaire : d'où absence de concurrence morale envers le dentiste-traitant.

Bien mieux, le dentiste-traitant habitant la région où il fonctionne, aura cet avantage de se faire connaître et surtout *apprécier* par les parents des enfants auxquels il est appelé à donner ses soins.

Enfin, la susceptibilité professionnelle du dentiste-traitant, nous le répétons à nouveau, ne peut être froissée, puisqu'il ne sera pas permis au dentiste-inspecteur de contrôler la *valeur* des soins donnés, mais seulement leur *nature* et d'en constater la *réalité* d'exécution.

I. — MODE DE NOMINATION DU DENTISTE-TRAITANT

Etant donné le grand nombre de communes que comprend un arrondissement et l'impossibilité matérielle pour le dentiste-traitant de soigner les enfants de chaque école communale, le nombre des dentistes-traitants devra être de beaucoup supérieur à celui des dentistes-inspecteurs. Si, comme nous l'espérons, vous voulez bien adopter le mode d'organisation des cliniques dentaires scolaires que nous vous proposerons dans un instant, il serait nécessaire de nommer *au moins un dentiste-traitant par chef-lieu de canton*. Si ce chef-lieu de canton est en même temps chef-lieu de département (préfecture) ou chef-lieu d'arrondissement (sous-préfecture), il y aurait lieu d'élever le nombre des dentistes-traitants au prorata du nombre des écoles que peut comporter ce chef-lieu.

Si la voie du concours est nécessaire et pratique pour la nomination de dentiste-inspecteur, afin de permettre aux dentistes *éloignés* de la région à inspecter de pouvoir prendre part au concours — ce qui est une garantie à la fois morale pour l'Etat et professionnelle vis-à-vis de ses confrères dentistes-traitants — elle devient inutile pour la nomination du dentiste-traitant.

Etant donné le rôle du dentiste-traitant, le diplôme d'Etat dont il est pourvu constitue une garantie légale et indiscutable.

Le dentiste-traitant pourrait être nommé sur sa simple demande ou au choix. Du reste, chaque chef-lieu de canton devant comporter au moins un dentiste-traitant, peu de nos confrères se verront refuser l'honneur et le plaisir d'offrir leur dévouement professionnel.

Quant à l'objection que l'on pourrait nous adresser concernant la prétendue impossibilité pour un dentiste-traitant de se rendre, en moyenne, une fois par semaine, de la ville où il exerce au chef-lieu de canton, siège de sa clinique dentaire scolaire, elle ne nous paraît pas très soutenable. Ne voyons-nous pas, en effet, en province, dans les journaux quotidiens, à la rubrique de la chronique régionale ou aux annonces, que la plupart de nos confrères se rendent au moins une fois par semaine, quelquefois deux, dans un ou plusieurs chefs-lieux de canton, souvent très éloignés de la ville où ils exercent?

En tout cas, nos confrères d'un même département pourraient s'entendre entre eux de façon à demander, pour chacun, le chef-lieu de canton habituel de sa consultation hebdomadaire.

Enfin, il reste bien entendu qu'un dentiste-inspecteur pourrait également être dentiste-traitant, mais dans un chef-lieu de canton situé en dehors de l'arrondissement où il est dentiste-inspecteur.

2° RÔLE DU DENTISTE-TRAITANT.

Le rôle du dentiste-traitant doit être très simple. Il devra se borner à exécuter les divers soins et travaux indiqués sur la fiche dentaire volante par le dentiste-inspecteur. Ces soins et travaux consisteront, comme nous l'avons déjà dit, en 1° extractions; 2° obturations simples (ciments, amalgames); 3° enlèvement du tartre et soin des gencives; 4° redressements simples (dents en antéversion, rétroversion, etc.). Le dentiste-traitant, avons-nous besoin de le répéter, doit rester seul juge de l'opportunité de telle ou telle méthode de traitement. Il est évident, en effet, que le dentiste-inspecteur constatant, par exemple, dans son inspection du mois de novembre, une dent atteinte de carie non péné-

3

trante, celle-ci, si l'enfant ne vient se faire soigner que trois mois plus tard, pourra devenir pénétrante et se compliquer de pulpite. La méthode de traitement se trouvera donc forcément modifiée et indiquée par l'état de la dent au moment où l'enfant viendra se faire soigner. Donc, liberté entière pour le dentiste-traitant de soigner suivant l'état de la dent et la méthode qu'il préfère pour atteindre le but thérapeutique recherché.

3° ORGANISATION ET MATÉRIEL DU SERVICE DE TRAITEMENT DENTAIRE SCOLAIRE. — CLINIQUES DENTAIRES SCOLAIRES

Ici, nous touchons au point capital et, peut-on dire, le plus difficile à résoudre de la question.

S'il est facile de passer l'inspection dentaire de village à village et d'école à école, avec, pour toute instrumentation, un miroir à bouche, deux excavateurs, une précelle, un rouleau d'ouate hydrophile, etc., il n'en est plus de même pour le traitement des dents, pour lequel l'instrumentation est beaucoup plus importante et surtout plus encombrante.

Comme toujours, l'étranger nous a devancés sur cette question.

Sous l'impulsion incessante et inlassable de la Fédération Dentaire Internationale, l'hygiène dentaire scolaire tend à pénétrer de plus en plus dans la plupart des pays étrangers. Après le brillant Congrès dentaire international qui s'est tenu à Berlin, en 1909, la Fédération Dentaire Internationale a constitué un Comité international d'hygiène buccale ayant pour but la création et l'entretien de cliniques dentaires scolaires et de favoriser par tous les moyens l'enseignement de l'hygiène dentaire à l'école.

Ainsi qu'il est facile de le prévoir, ce foyer de propagande d'hygiène dentaire scolaire, qui a déjà fait ses preuves, n'est pas près de s'éteindre.

En Allemagne, le professeur JESSEN, celui qui, sans conteste, s'est le plus dépensé pour la propagande de l'hygiène dentaire à l'école, préconise : 1° la création de cliniques dentaires scolaires dans les grandes villes ; 2° dans les petites villes seront désignés des dentistes scolaires qui ne devront pas tout leur temps à leurs fonctions ; 3° les circonscriptions de la campagne se grouperont et désigneront à poste fixe un dentiste scolaire en constituant, ainsi que cela a été proposé plusieurs fois, une clinique dentaire « volante ».

Si nous en croyons M. KIENTOPF, directeur de la clinique dentaire scolaire de Berlin, il existait en 1909 des cliniques dentaires scolaires dans 37 villes d'Allemagne. Elles sont subventionnées soit par les municipalités, soit par les particuliers, soit rattachées aux cliniques de la Faculté. D'après le professeur JESSEN, à Strasbourg, on ne permet l'admission aux colonies de vacances des enfants des écoles enfantines, crèches, jardins, maisons de refuge, etc., qu'à ceux qui sont munis d'un certificat de la clinique dentaire scolaire, déclarant leur bouche en état ou en cours de traitement. Au point de vue des frais qu'occasionnent les soins donnés, le professeur Jessen les estime à *1 mark par enfant.*

Il existe, toujours en Allemagne, un Comité central d'hygiène dentaire scolaire, chargé de recevoir les legs des particuliers et de provoquer et participer à la création et à l'installation de cliniques dentaires scolaires. Enfin, ce Comité a fusionné avec la Commission d'hygiène buccale de la Fédération dentaire internationale, et tous deux se sont placés, depuis le 7 février 1910, sous le haut patronage de S. M. GUSTAVE V, roi de Suède.

En Angleterre, l'hygiène dentaire à l'école, sous la vigoureuse et persévérante propagande de GEO-CUNNINGHAM et tant d'autres, fait de plus en plus des progrès. Déjà, du reste, en 1900, d'après W. J. FISK, quelques services dentaires fonctionnaient dans les écoles publiques et les écoles des pauvres.

En Suède, le gouvernement chargea, en 1907, M. ALBIN LENHARDTSON, (1) secrétaire de la Commission d'hygiène de la Fédération dentaire internationale, de visiter la clinique dentaire scolaire de Strasbourg, fondée et dirigée par

---

(1) M. Lenhardtson est, à l'heure actuelle, chef de la clinique pour les maladies dentaires des écoles primaires de Stockholm.

le professeur Jessen. A son retour, ce délégué présenta un rapport à son Gouvernement ; depuis lors, 14 villes suédoises ont créé des cliniques dentaires sur le modèle de celle de Strasbourg.

En Suisse, et spécialement à Genève, où il existe, avons-nous dit, un service d'inspection dentaire scolaire, le traitement des dents se fait dans une polyclinique dentaire scolaire spéciale, gratuite pour les enfants de parents indigents. L'installation de cette polyclinique est l'œuvre des membres de la Société Odontologique suisse, qui en assurent gratuitement le service, aidés par un groupe important de dentistes genevois.

Enfin, en Belgique, la propagande pour l'hygiène dentaire à l'école a déjà porté ses fruits. Plusieurs cliniques dentaires scolaires fonctionnent normalement, à l'heure actuelle, entre autres celles d'Anvers et de Bruxelles.

S'il pouvait nous être permis, maintenant, de tirer une conclusion de tout ce que nous venons d'exposer concernant l'organisation du service de traitement dentaire scolaire à l'étranger, nous pourrions dire qu'un fait domine en tout ceci : c'est que tous ces beaux et louables résultats sont dus, comme toujours, à l'initiative privée, et que leur importance est en rapport avec l'ancienneté, la force d'impulsion et la richesse de cette même initiative.

Nous inspirant de ces résultats, voyons à présent sur quelles bases nous pourrions organiser le service de traitement dentaire des enfants de nos *36.000 communes* de France.

Les organisations les plus simples étant les meilleures et surtout les plus facilement applicables, nous serions d'avis de créer une clinique dentaire scolaire type.

De même que nous avons proposé la nomination d'au moins un dentiste-traitant par chef-lieu de canton, nous préconisons la création d'au moins une clinique dentaire scolaire par chef-lieu de canton.

Chaque clinique dentaire scolaire pourrait comprendre, *comme minimum*, l'installation suivante :

1 fauteuil de clinique. — 12 excavateurs. — 1 miroir à bouche. — 1 pince à pansements. — 6 outils à nettoyer. — 1 stérilisateur. — 1 tour à fraiser à pédale.

Le tout, si l'on avait recours au système de l'adjudication, pourrait revenir à environ 300 francs.

Voilà pour la dépense d'installation.

En ce qui concerne les frais annuels, nous pouvons prévoir une somme d'environ 150 francs pour médicaments, ciments et amalgames — en empruntant toujours, pour l'achat, le système de l'adjudication — et 50 francs pour l'usure du matériel. Total : 200 francs de frais annuels.

Bien entendu, les frais d'installation et les frais annuels varieraient suivant l'importance de la clinique dentaire scolaire.

L'importance et le nombre de cliniques dentaires scolaires dans une grande ville (préfecture, sous-préfecture) seraient en rapport avec le nombre d'écoles qu'elle pourrait comprendre. Maintenant, pour ce qui concerne certaines grandes villes, telles que Paris, Lyon, Marseille, Lille, Toulouse, Nancy, Bordeaux, Nantes, etc., on pourrait utiliser, soit les écoles dentaires, soit les cliniques dentaires privées existantes, qui ne demanderaient certes pas mieux que d'offrir généreusement leur concours pour cette œuvre d'hygiène scolaire. Il suffirait, pour cela, que les municipalités s'entendissent avec les Conseils d'administration et les titulaires de ces écoles dentaires et de ces cliniques dentaires privées pour résoudre ainsi d'une façon très économique, et surtout très pratique, la question du traitement dentaire scolaire.

Il nous reste, à présent, à étudier le fonctionnement de ces cliniques dentaires scolaires.

L'enfant ne devant, en aucune façon, être distrait de ses heures de classe, le traitement dentaire ne peut être fait que le jeudi de chaque semaine.

La clinique dentaire scolaire ne fonctionnerait donc que ce jour-là. Ceci, déjà, va permettre de laisser quelques loisirs au dentiste-traitant qui pourra ainsi s'occuper de ses fonctions sans nuire aux exigences de sa propre clientèle. Enfin, cela évitera précisément de faire du dentiste-traitant un fonctionnaire exclusivement attaché à sa clinique dentaire scolaire : d'où minimum de dépenses pour les communes.

L'enfant se présentera à la clinique dentaire scolaire, muni de sa fiche dentaire volante, qu'il remportera à la fin de la séance, non sans que le dentiste-traitant y ait inscrit les opérations faites.

Quant à l'objection que l'on pourrait nous faire concernant les difficultés, pour un enfant, de se rendre de sa commune éloignée à la clinique dentaire scolaire du chef-lieu de canton, nous répondrons que tous ceux qui, comme nous, ont donné des consultations régulières dans un chef-lieu de canton, connaissent fort bien l'empressement que mettent les parents à accompagner leurs enfants à date fixe pour les soins de leurs dents. A plus forte raison donc, si ces soins étaient donnés gratuitement !

Bien entendu, il ne doit pas être fait obligation à l'enfant de se faire soigner par le dentiste-traitant : les parents étant libres de le faire soigner par le praticien de leur choix. L'essentiel est que le dentiste-inspecteur, lors de son inspection semestrielle, puisse constater la réalité et la nature des soins donnés.

Par contre, le dentiste-traitant n'est tenu de soigner que les enfants des écoles situées dans les limites du canton où il fonctionne.

3°. — HONORAIRES DU DENTISTE-TRAITANT. — IMPUTATION DES FRAIS D'INSTALLATION ET D'ENTRETIEN DES CLINIQUES DENTAIRES SCOLAIRES.

Les médicaments et les fournitures dentaires n'étant pas fournis par le dentiste-traitant, les honoraires de celui-ci ne devront être basés que sur la *qualité* et le *nombre* des soins donnés.

Ces soins pourraient être payés, d'après un tarif unique élaboré, avant l'application de la loi instituant l'organisation des services d'inspection et de traitement dentaires dans les écoles publiques, par une Commission extraordinaire nommée par le ministre de l'Instruction Publique et ne comprenant que des spécialistes. Ce tarif serait soumis à l'approbation du ministre et servirait de base pour les honoraires de tous les dentistes-traitants.

Maintenant, sur quel budget devra-t-on imputer à la fois les honoraires du dentiste-traitant et les frais d'installation des cliniques dentaires scolaires?

Nous nous garderons bien de demander à l'Etat de supporter toutes ces dépenses, car la question budgétaire qu'il nous opposerait serait comme le roc où viendraient se pulvériser nos efforts.

En principe, comme l'a pressenti M. LAMY, inspecteur général de l'Instruction Publique, au cours de sa brillante conférence à la Société d'Odontologie, parlant de l'éventualité de l'extension aux écoles publiques de l'application de la circulaire du 23 mars 1908, « ...C'est une question d'initiative municipale... L'Etat ne peut pas intervenir pour cet objet dans les écoles des 36.000 communes de France... » Mais il faut considérer, d'autre part, que pas mal de communes — et nous en connaissons, quant à nous, un assez grand nombre — ont un budget *très pauvre* en recettes. Il serait donc très difficile, sinon impossible pour ces communes, et malgré les meilleurs sentiments humanitaires de leurs élus, de grever leur budget d'une dépense quelque peu élevée.

Voici donc comment, à notre avis, on pourrait répartir les dépenses.

Les honoraires du dentiste-traitant, les frais d'installation de la clinique dentaire scolaire et les frais de fournitures dentaires pour ladite clinique seraient payés par les municipalités.

Ces frais seraient répartis au prorata du nombre des communes constituant le canton. De ce fait, chaque commune ne contribuerait que pour une fraction proportionnelle de dépenses. Pour compenser ces frais, les municipalités pourraient faire appel aux fonds de la *mutualité scolaire*, des *caisses des écoles*, au sou des écoles laïques, et à toutes les organisations qui s'occupent, à l'heure actuelle, de constituer une caisse de prévoyance et d'amélioration scolaires.

Enfin, en ce qui concerne les municipalités pauvres, l'Etat et le département pourraient leur venir en aide sous forme de subventions.

C. — Choix du spécialiste

Ce paragraphe semblerait, Messieurs, superflu, s'il n'était parvenu à nos oreilles l'écho d'une prétention aussi injuste qu'illégale. Certains médecins, dits stomatologistes, auraient l'intention de demander, au III° Congrès international d'hygiène scolaire qui se tient actuellement à Paris, que les services d'inspection et de traitement dentaires ne soient confiés qu'à des spécialistes docteurs en médecine. Force nous est donc de traiter, très rapidement, cette question du choix du spécialiste, et cela, avec d'autant moins de partialité et d'autant plus de force, que notre concours s'est offert avec générosité et empressement depuis plus de dix ans.

Ce n'est ni le lieu ni le moment de nous livrer à une discussion sur la politique professionnelle. Non, car nous n'oublions pas que nous avons le très grand honneur d'avoir comme auditeurs les très distingués hygiénistes, médecins ou non, de la 19° Section, ainsi que nos confrères de la 14° Section, et une digression sur la politique professionnelle serait hors de propos en pareille circonstance.

Nous espérons, cependant, que le Congrès international d'hygiène scolaire repoussera la prétention de nos... frères ennemis.

Nous sommes certain, toutefois, d'être approuvé par vous tous, Messieurs, en vous proposant que le choix du spécialiste comprenne *tous* les spécialistes qui exercent l'art dentaire en vertu des lois et décrets existants. Pourront donc prendre part *au concours* pour le poste de dentiste-inspecteur ou être choisis comme dentistes-traitants : 1° Les docteurs en médecine exerçant, au moins depuis deux années, l'art dentaire avant la promulgation du décret du 11 janvier 1909 ; 2° les docteurs en médecine diplômés postérieurement à ce décret et ayant, par conséquent, accompli et validé les deux années de stage réglementaire ; 3° les chirurgiens-dentistes diplômés antérieurement ou postérieurement audit décret; 4° les dentistes patentés antérieurement à la loi de novembre 1892.

C'est là, croyons-nous, la seule proposition que la logique, la justice et *la légalité* nous imposent de vous faire et nous comptons — fort de votre approbation — sur l'esprit démocratique du Parlement et du Gouvernement pour la faire prévaloir.

D. — Organisation de l'enseignement de l'hygiène dentaire dans les écoles primaires

Les notions d'hygiène dentaire devraient être enseignées dès l'âge de six à sept ans. Sans encombrer le programme scolaire, il serait possible, en effet, d'inculquer à l'enfant les éléments essentiels de cette partie de l'hygiène générale. Bien entendu, cet enseignement devrait être fait suivant une progression en rapport avec l'âge de l'enfant et avec ses facultés de compréhension.

Cet enseignement pourrait être fait de deux façons : pratique et théorique.

Enseignement pratique. — Nous préconisons, suivant la proposition du professeur JESSEN, l'usage des tableaux muraux dans chaque école.

Ces tableaux seraient au nombre de deux, au minimum. L'un représenterait, à un fort grossissement, chaque dent, avec désignation de ses parties constituantes, puis leurs rapports entre elles au point de vue anatomique et physiologique. L'autre indiquerait par l'image la pathologie des dents et ses complications les plus fréquentes (fluxion, adéno-phlegmon, fistules cutanées) : le tout dessiné de façon à frapper l'imagination de l'enfant et à lui faire entrevoir les dangers qui pourraient résulter d'une mauvaise hygiène dentaire.

Enseignement théorique. — Cet enseignement pourrait être donné sous forme de causeries par l'instituteur. Celui-ci, s'inspirant des conférences que ferait le dentiste-inspecteur au moins une fois par an aux instituteurs de son arrondissement d'inspection, insisterait sur la nécessité de maintenir les dents et les interstices interdentaires en état constant de propreté et, s'aidant des tableaux muraux, leur démontrerait, d'une façon plus ou moins imagée, l'évolution de la carie dentaire (accumulation des aliments, fermentation acide, décalcification de l'émail et... pénétration des microbes dans la dentine, etc.), ainsi que ses complications immédiates et à distance.

Certains instituteurs, dans nos villages, ont pris la sage habitude de passer, tous les matins, l'inspection de propreté des mains et de la figure des enfants. On pourrait généraliser cette coutume et y adjoindre l'inspection de la bouche (brossage des dents).

Ce faisant, l'instituteur deviendrait l'auxiliaire le plus précieux de l'hygiéniste et préviendrait, chez l'enfant, en veillant d'une façon incessante sur la mise en pratique des notions d'hygiène dentaire enseignées par lui, la fréquence de la carie dentaire.

Enfin, il serait possible d'intéresser, d'une façon plus effective, l'enfant aux questions d'hygiène, en intercalant dans le programme des examens du certificat d'études primaires quelques questions orales concernant l'hygiène générale et dentaire.

CONCLUSIONS

A. — NÉCESSITÉ DE LA CRÉATION D'UN SERVICE D'INSPECTION ET D'UN SERVICE DE TRAITEMENT DENTAIRES, AVEC UNE ORGANISATION AUTONOME.

L'intégrité de l'état anatomique et physiologique de la cavité buccale, particulièrement des dents, étant nécessaire au maintien du bien-être et au libre développement de l'organisme de l'enfant, il est du devoir et de l'intérêt de la société de prémunir l'enfant contre tout ce qui pourrait porter atteinte à cette intégrité ou la détruire.

I. — *Au point de vue physiologique* :

a) Les dents exercent, par leur fonction masticatoire, une action utile et nécessaire sur l'acte de la digestion et partant sur la nutrition en général. La diminution ou l'abolition de la fonction masticatoire provoquent, à une époque plus ou moins éloignée, une série de troubles gastro-intestinaux, sources d'affections diverses, tant physiques que morales, qui tourmenteront, plus tard, l'existence de l'adulte.

b) Certaines déformations partielles des maxillaires et irrégularités dentaires, tout en altérant l'esthétique de l'enfant, indiquent, chez celui-ci, l'existence, ancienne ou actuelle, de végétations adénoïdes, ayant obstrué, pendant un certain temps, les voies respiratoires directes (nasopharynx), ou les obstruant encore.

L'extirpation des végétations adénoïdes faite par le rhinologiste, si elle permet au thorax et au massif supérieur de la face de reprendre leur développement normal, n'a, par contre, aucune action réductrice sur les déformations maxillaires et les irrégularités dentaires qu'elles ont provoquées. Seul, le spécialiste dentiste, par ses connaissances en orthodontie et les moyens prothétiques dont il dispose, peut remédier à ces conséquences dento-maxillaires et s'affirmer ainsi le collaborateur indiqué et indispensable du rhinologiste.

c) De six à douze ans, chez l'enfant, les bords alvéolaires sont le siège de mutations dentaires (remplacement de la dentition de lait par la dentition permanente) dont le libre jeu, pour s'effectuer d'une façon normale, exige, à la fois, une inspection régulière de la bouche et, quelquefois, certaines interventions judicieuses du spécialiste.

II. — *Au point de vue pathologique* :

La carie dentaire, autant par sa symptomatologie propre que par les complications de voisinage et à distance, est une affection qui, non seulement trouble d'une façon incessante la quiétude de l'enfant, en influant sur son moral, mais peut porter un préjudice énorme à sa santé, en devenant une cause permanente d'affaiblissement dans la résistance de son organisme contre les germes morbides qui l'environnent et peuvent s'y greffer et s'y développer.

La carie dentaire étant, d'autre part, une porte d'entrée ouverte sur l'organisme, cette considération seule indiquerait la nécessité d'une inspection régulière et d'un traitement dentaires. L'inspection dentaire est obligatoire, alors même que l'enfant ne présenterait aucun symptôme de la carie dentaire : celle-ci ne se révélant que lorsque les agents destructeurs menacent l'intégrité anatomique de la pulpe ou que, suivant le siège de la cavité de carie, celle-ci est plus ou moins exposée aux influences thermiques de la boisson ou des aliments. L'inspection régulière de la cavité buccale aura donc pour résultat de pouvoir *découvrir* et *traiter* la carie dentaire à ses débuts et de permettre à la dent, ainsi qu'au côté où se trouve la dent malade, de récupérer leurs fonctions physiologiques. De plus, la perte de substance causée par la carie étant minime et l'infection peu profonde, le traitement sera d'autant plus rapide et moins douloureux pour l'enfant que celui-ci sera plus docile aux soins du spécialiste.

L'inspection et le traitement dentaires des enfants doivent être confiés à des praticiens spécialisés, autant par leurs études scientifiques spéciales que par leur pratique journalière, dans l'étude clinique et le traitement des affections des dents.

L'inspection et le traitement dentaires doivent donc être organisés en dehors de l'inspection médicale proprement dite et n'avoir avec cette dernière que des rapports de statistique.

B. — ORGANISATION DES SERVICES D'INSPECTION ET DE TRAITEMENT DENTAIRES.

I. — *Organisation du service d'inspection dentaire.*

I. — Étant donné le très grand nombre d'écoles à inspecter, il y aurait lieu de nommer *un dentiste-inspecteur par arrondissement.*

Celui-ci serait nommé *au concours* et à titre inamovible.

La fonction ne se perdrait que par suite de décès, de démission ou de révocation de son titulaire.

Le concours aurait lieu à l'hôpital civil du chef-lieu de chaque département, devant un jury composé de cinq membres, dont le chirurgien et le médecin chefs de service de l'hôpital, ainsi que trois chirurgiens-dentistes désignés par leurs confrères du département, réunis à cet effet au chef-lieu de département en assemblée délibérante.

Les matières du concours ne devront comprendre que des questions intéressant l'anatomie, physiologie, pathologie et traitement dentaires infantiles.

Les visites du dentiste-inspecteur devront avoir lieu deux fois par an : en novembre et avril.

II. — Le rôle du dentiste-inspecteur consistera : 1° à établir la fiche dentaire de chaque enfant ; 2° à réunir, au moins une fois par an et à la fin de son inspection, les instituteurs des écoles de son arrondissement et à leur faire des conférences sur l'hygiène dentaire.

La fiche dentaire scolaire devra se composer de deux feuillets : 1° une fiche volante ; 2° une fiche-talon.

La fiche dentaire volante ne devra comporter que les lésions dentaires et banales devant être traitées par le dentiste-traitant. Elle sera remise à l'enfant, aussitôt après l'inspection. *En aucun cas, la fiche dentaire volante ne devra comporter des indications ou constatations cliniques de nature à trahir le secret professionnel.* Le traitement du dentiste-traitant terminé, l'enfant devra rapporter sa fiche dentaire volante au dentiste-inspecteur qui contrôlera la nature et la réalité des traitements exécutés et y apposera son visa de contrôle. Ainsi revêtue de ce visa, la fiche dentaire volante constituera une pièce justificative pour le paiement des honoraires du dentiste-traitant.

La *fiche dentaire talon* devra comporter, non seulement le duplicata des renseignements contenus dans la fiche dentaire volante, mais encore une colonne spéciale « Observations », dans laquelle seront indiquées, comme éléments de statistique, toutes les lésions ou malformations dento-maxillaires, congénitales ou acquises, rentrant dans le

domaine du secret professionnel. Cette fiche dentaire talon
devra rester entre les mains du dentiste-inspecteur, lequel
ne devra, en aucune façon, s'en dessaisir.

Il devra, cependant, faire part au médecin-inspecteur de
tous les renseignements contenus dans cette colonne « Observations », afin de permettre à ce dernier de les trans-
crire sur le casier sanitaire de l'enfant. Donc, à part le
médecin-inspecteur, personne autre que le dentiste-inspecteur ne pourra avoir connaissance de ces renseignements.

III. — Le dentiste-inspecteur recevra, annuellement,
une indemnité à déterminer, basée sur le temps passé
à faire son inspection et ses frais de déplacement : toutes
choses variables, d'ailleurs, suivant la configuration topographique et l'étendue de chaque arrondissement. Enfin, cette
indemnité pourrait être supportée en partie par l'État et
en partie par le département dont dépendrait l'arrondissement inspecté.

II. — *Organisation du service du traitement dentaire.*

I. — En vue d'assurer d'une façon efficace et continue le
service de traitement dentaire, il est nécessaire de créer,
au moins, *une clinique dentaire scolaire par canton.* Celle-
ci serait installée au chef-lieu de chaque canton.

L'installation d'une clinique dentaire scolaire type pourrait comprendre *comme minimum :*

1 fauteuil de clinique. — 12 excavateurs. — 1 miroir à
bouche. — 1 pince à pansements. — 6 outils à nettoyer. —
1 stérilisateur. — 1 tour à fraiser à pédale.

Tout ce matériel pourrait être, par le système de l'adjudication, obtenu à un prix très bas.

L'importance du matériel des cliniques dentaires scolaires cantonales ainsi que le nombre des dentistes-traitants y attachés seraient en rapport avec le nombre des
écoles comprises dans chaque canton.

Dans les villes qui, administrativement, sont divisées en
plusieurs cantons, il ne serait tenu compte, pour l'installation et le nombre des cliniques dentaires scolaires, que
de l'étendue de la ville et du nombre de ses écoles.

Les frais d'installation et d'entretien des cliniques den-

taires scolaires ainsi que les honoraires des dentistes-traitants — honoraires taxés d'après un tarif minimum élaboré par une Commission officielle de praticiens et approuvé
par le ministre — seraient supportés entièrement par
l'ensemble des communes de chaque canton. Chacune
d'elles ne contribuerait qu'au prorata du nombre des enfants
fréquentant son école primaire et pourrait faire appel,
en compensation de ses frais, aux diverses œuvres scolaires qui peuvent exister (*mutualité scolaire, caisses des
écoles*, sou des écoles laïques, etc.).

II. — Le dentiste-traitant pourra être nommé au choix
ou sur une simple demande de l'intéressé, faite auprès de
l'administration préfectorale qui la transmettra à l'agré-
ment des municipalités comprises dans le périmètre du
canton sollicité par le postulant.

La nomination du dentiste-traitant aurait lieu pour deux
années, avec faculté, pour le titulaire, de renouvellement
après chaque période terminée.

Le dentiste-traitant ne devra et ne pourra soigner, dans
la clinique dentaire scolaire, que les enfants qui s'y pré-
senteront munis de la fiche dentaire volante.

Afin d'éviter toute perte de temps préjudiciable à la
marche des études de l'enfant, *la clinique dentaire scolaire
ne fonctionnerait que le jeudi de chaque semaine*.

Le rôle du dentiste-traitant ne devra consister qu'à donner les soins indiqués par le dentiste-inspecteur sur la fiche
dentaire volante. Il reste, néanmoins, seul juge de la qualité et des méthodes de traitement à employer en vue de
l'accomplissement de ces soins.

Ces soins consistent en : 1° extractions ; 2° obturations
simples (ciments, amalgames); 3° nettoyage des dents et
soins des gencives ; 4° redressements simples. Sauf pour
les redressements, pour lesquels l'emploi de matières premières nécessiterait la participation pécuniaire des parents,
toutes ces opérations seront gratuites pour ces derniers.

Toutefois, les parents pourront être libres de faire soigner leur enfant, soit par le dentiste-traitant, soit par un
dentiste de leur choix — l'essentiel étant que le dentiste-

inspecteur puisse constater, lors de l'inspection semestrielle suivante, la nature et la réalité des soins donnés.

C. — CHOIX DU SPÉCIALISTE.

Peuvent prendre part au concours pour le poste de dentiste-inspecteur ou être choisis comme dentiste-traitant : 1° les docteurs en médecine exerçant, au moins depuis deux années, l'art dentaire avant la promulgation du décret du 11 janvier 1909 ; 2° les docteurs en médecine diplômés postérieurement à ce décret et ayant accompli, par conséquent, les deux années de stage réglementaire ; 3° les chirurgiens-dentistes diplômés antérieurement ou postérieurement audit décret ; 4° les dentistes patentés antérieurement à la loi de 1892.

D. — ENSEIGNEMENT DE L'HYGIÈNE DENTAIRE DANS LES ÉCOLES PRIMAIRES.

Il est nécessaire de créer un enseignement de l'hygiène dentaire dans les écoles primaires.

Cet enseignement devra être à la fois pratique et théorique.

Au point de vue pratique, l'usage des tableaux muraux est à préconiser. Ces tableaux pourraient représenter principalement : les uns, l'anatomie et la physiologie, les autres, la pathologie des dents et des maxillaires.

Au point de vue théorique, l'instituteur devra, s'aidant des tableaux muraux sus-indiqués, au cours de ses causeries sur l'hygiène générale, insister sur la nécessité d'une hygiène dentaire journalière, en s'inspirant pour cela des conférences faites, semestriellement ou annuellement, par le dentiste-inspecteur.

Enfin, il serait possible de forcer l'attention de l'enfant sur la nécessité de l'hygiène dentaire, en intercalant dans le programme des examens du certificat d'études primaires quelques questions orales concernant cette importante question.

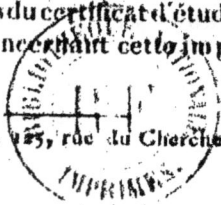

Imp. L. Duc et Cie, 125, rue du Cherche-Midi, Paris.

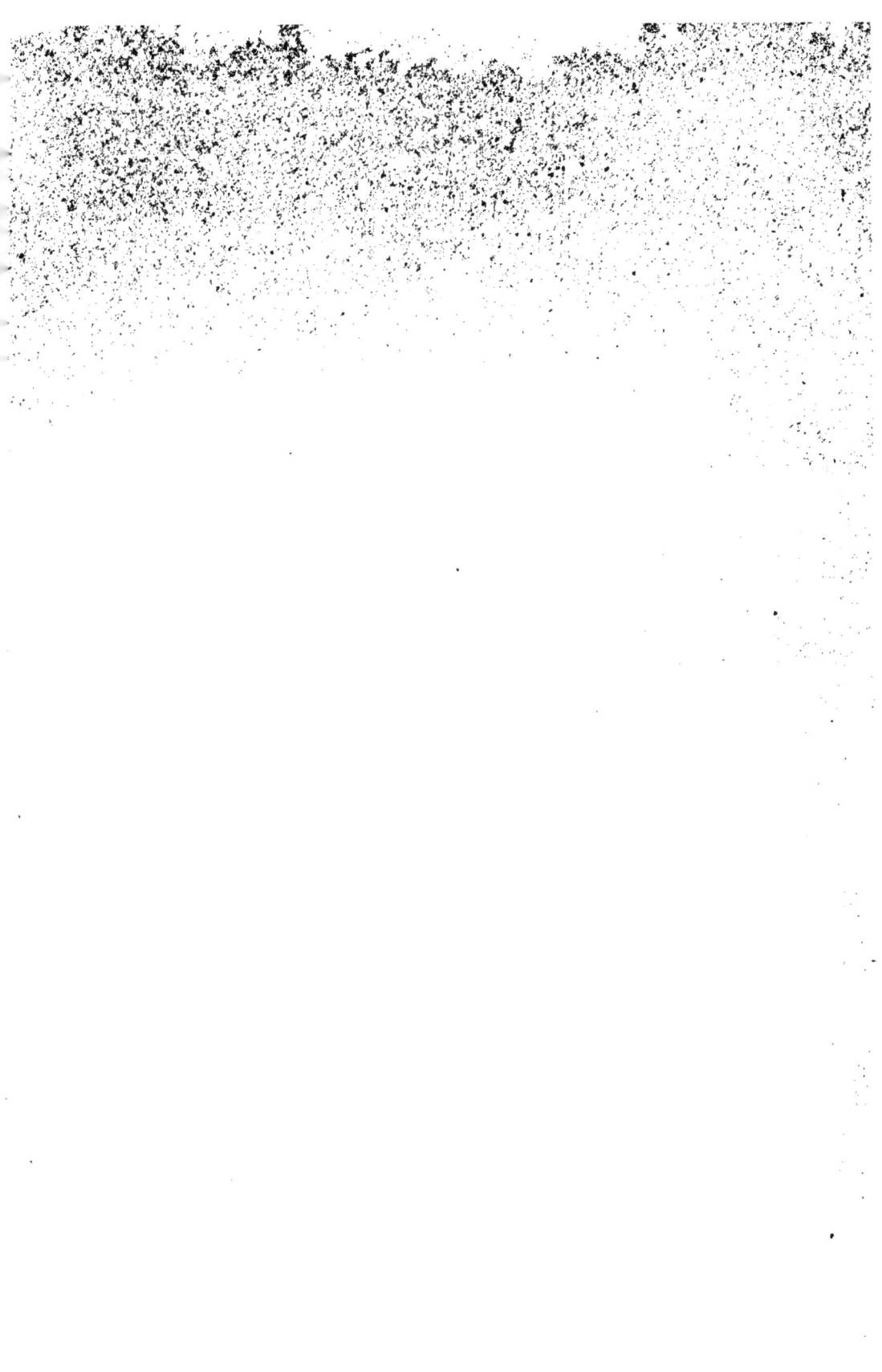

Imprimerie L. Duc et Cie, 125, rue du Cherche-Midi, Paris.

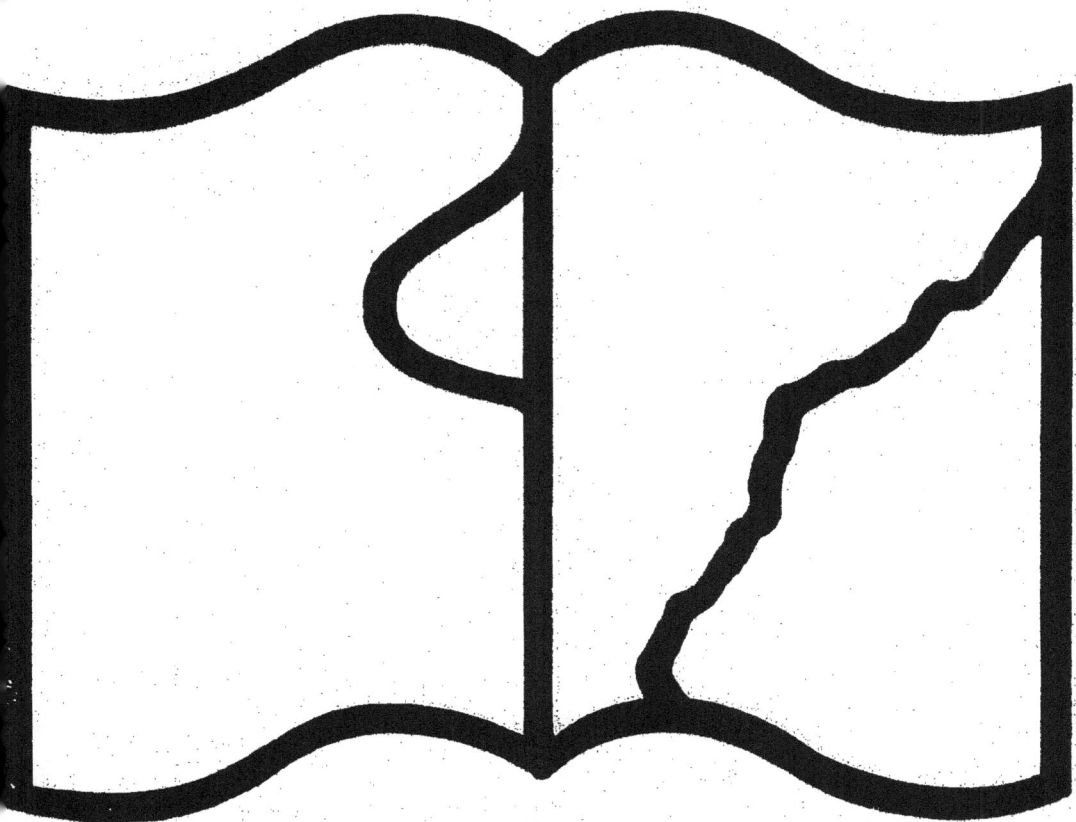

Texte détérioré — reliure défectueuse

NF Z 43-120-11

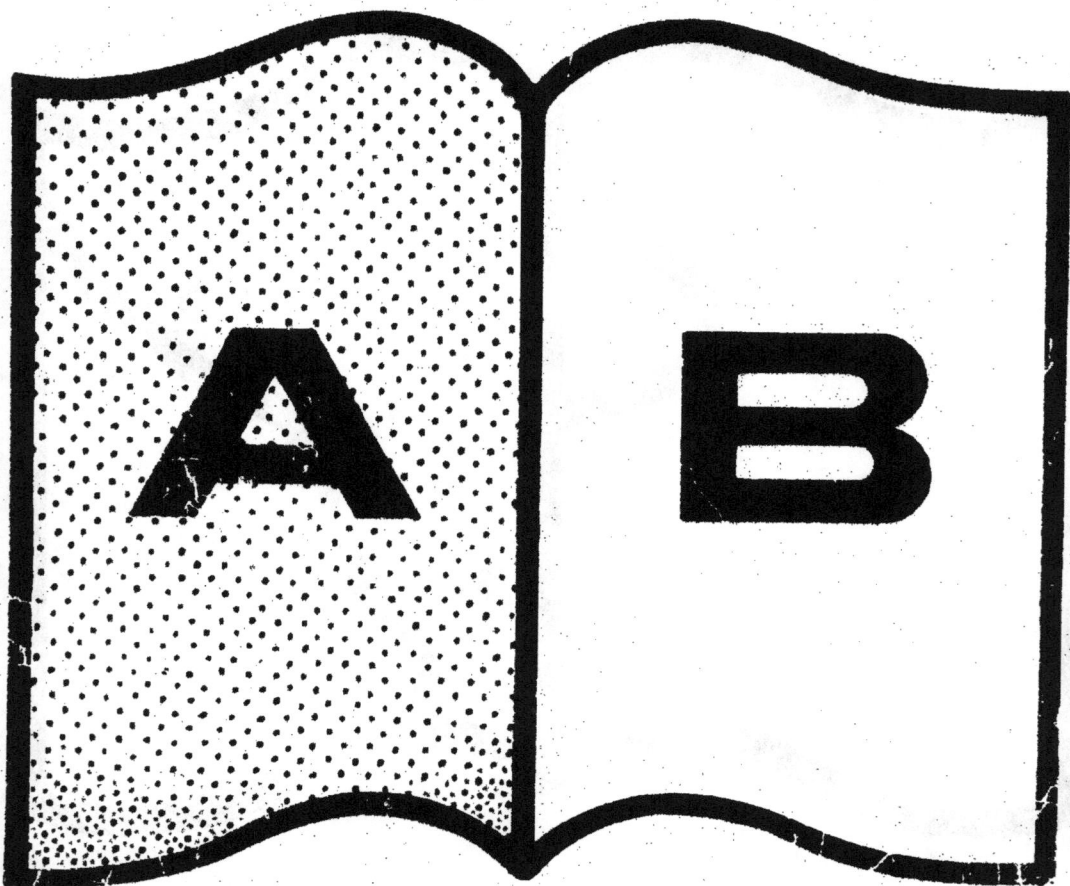

Contraste insuffisant

NF Z 43-120-14